经方医学

第四卷

〔日〕江部洋一郎　和泉正一郎　著

徐文波　译

学苑出版社

图书在版编目(CIP)数据

经方医学.第4卷/〔日〕江部洋一郎,〔日〕和泉正一郎著;徐文波译.—北京:学苑出版社,2010.10(2021.1重印)
ISBN 978-7-5077-3671-7

Ⅰ.①经… Ⅱ.①江…②和…③徐… Ⅲ.①伤寒论-经方-临床应用②金匮要略方论 Ⅳ.①R222

中国版本图书馆 CIP 数据核字(2010)第 206837 号

责任编辑:付国英
出版发行:学苑出版社
社　　址:北京市丰台区南方庄 2 号院 1 号楼
邮政编码:100079
网　　址:www.book001.com
电子信箱:xueyuanpress@163.com
电　　话:010-67603091(总编室)、010-67601101(销售部)
印　刷　厂:山东百润本色印刷有限公司
开本尺寸:880×1230　1/32
印　　张:7.875
字　　数:177 千字
版　　次:2010 年 12 月第 1 版
印　　次:2021 年 1 月第 8 次印刷
定　　价:39.00 元

目 录

结胸、脏结 …………………………………… （1）
  结胸、脏结总论 ………………………………… （4）
    脏结 …………………………………………… （4）
      1. 脏结和结胸的不同 ……………………… （4）
      2. 脏结的病理 ……………………………… （6）
      3. 脏结的治法 ……………………………… （9）
      4. 补充说明 ………………………………… （9）
    结胸 …………………………………………… （11）
      1. 结胸的病理 ……………………………… （11）
      2. 结胸的症候 ……………………………… （13）
      3. 结胸的腹证 ……………………………… （14）
      4. 结胸程度的差异 ………………………… （15）
      5. 结胸的治疗 ……………………………… （16）
    瓜蒌 …………………………………………… （18）
      ◆*关于水湿、痰湿、痰* …………………… （18）
      6. 结胸的脉象 ……………………………… （19）
  大陷胸丸 ………………………………………… （20）
  大陷胸汤 ………………………………………… （21）
    ◆*关于似痰非痰* ……………………………… （29）
  小陷胸汤 ………………………………………… （31）
  三物白散 ………………………………………… （31）
  瓜蒂散 …………………………………………… （33）
    瓜蒂散总论 …………………………………… （34）

· 1 ·

一物瓜蒂汤（瓜蒂汤）……………………………（37）
胸痹、心痛………………………………………………（38）
　　胸痹总论……………………………………………（40）
　　　　1. 胸痹、心痛、短气的区别………………（40）
　　　　2. 胸痹的症候………………………………（41）
　　　　3. 胸痹的病理………………………………（42）
　　　　4. 胸痹的治法………………………………（43）
　　　　5. 胸痹中的寒热问题………………………（44）
　　瓜蒌薤白白酒汤、瓜蒌薤白半夏汤………………（45）
　　　　薤…………………………………………………（49）
　　枳实薤白桂枝汤、人参汤…………………………（49）
　　茯苓杏仁甘草汤、橘枳姜汤………………………（53）
　　心　痛………………………………………………（55）
　　　　1. 真心痛……………………………………（55）
　　乌头赤石脂丸………………………………………（55）
　　九痛丸………………………………………………（56）
　　薏苡附子散…………………………………………（57）
　　　　◆有关活血化瘀与通络……………………（58）
　　薏苡附子败酱散……………………………………（58）
　　　　肠痈中邪与正气的关系……………………（60）
　　　　◆以通络为目的的丸散药物………………（60）
　　赤丸……………………………………………………（61）
　　　　◆对丸散药的再研究（类似针灸治疗）…（62）
　　　　2. 心下痛……………………………………（63）
　　桂枝生姜枳实汤……………………………………（63）
栀子豉汤类方…………………………………………（65）
　　栀子豉汤类方总论…………………………………（67）

· 2 ·

◆关于无形之热 …………………………………(69)
栀子豉汤、栀子甘草豉汤、栀子生姜豉汤 ………(71)
栀子厚朴汤 ………………………………………(80)
栀子干姜汤方 ……………………………………(81)
枳实栀子汤 ………………………………………(82)
栀子柏皮汤 ………………………………………(84)
栀子大黄汤 ………………………………………(84)
木防己汤、木防己去石膏加茯苓芒硝汤 …………(87)
酸枣仁、黄连阿胶汤 ………………………………(91)
 不眠总论 ………………………………………(91)
  1. 卫气运行失调所致的不眠 ……………(92)
  ◆倒时差 …………………………………(93)
  2. 心神不宁所致不眠 ……………………(93)
   心神不宁与其他脏腑 …………………(93)
   虚证 ……………………………………(93)
  ◆心肾不交 ………………………………(94)
   实证 ……………………………………(95)
  3. 对不眠的中医辨证及治疗方剂 ………(95)
  ◆关于胆气不足 …………………………(97)
 酸枣仁汤 ………………………………………(102)
  ◆关于酸枣（仁）的药效 ………………(104)
 黄连阿胶汤 ……………………………………(106)
柴胡汤类方 …………………………………………(111)
 小柴胡汤 ………………………………………(111)
  ◆关于膈 …………………………………(114)
 小柴胡汤总论 …………………………………(121)
 各论 ……………………………………………(123)

◆关于热入血室 …………………………… (144)
◆关于血室 ………………………………… (145)
◆关于阳微结、纯阴结 …………………… (146)
◆关于阳明中风证 ………………………… (149)
◆关于手足烦热 …………………………… (158)
大柴胡汤 …………………………………………… (159)
　大柴胡汤总论 …………………………………… (161)
　　◆关于过经 ………………………………… (164)
　　◆关于热结在里的表现 …………………… (164)
柴胡加芒硝汤 ……………………………………… (167)
柴胡桂枝干姜汤 …………………………………… (170)
　瓜蒌根 …………………………………………… (171)
柴胡桂枝汤 ………………………………………… (175)
柴胡加龙骨牡蛎汤 ………………………………… (180)
　铅丹 ……………………………………………… (182)
四逆散 ……………………………………………… (183)
疟病 …………………………………………………… (186)
　疟病总论 ………………………………………… (186)
　　疟病之脉 …………………………………… (187)
　鳖甲煎丸 ………………………………………… (188)
　白虎加桂枝汤 …………………………………… (189)
　蜀漆散、牡蛎汤 ………………………………… (189)
　　云母 ………………………………………… (190)
　柴胡去半夏加瓜蒌汤 …………………………… (192)
　柴胡桂姜汤 ……………………………………… (193)
　　柴胡汤类方与疟病 ………………………… (193)

黄芩汤、黄芩加半夏生姜汤 …………………………………… (195)
泻心汤类方 ………………………………………………… (198)
　　泻心汤类方总论 ……………………………………… (199)
　　大黄黄连泻心汤 ……………………………………… (200)
　　附子泻心汤 …………………………………………… (202)
　　　　大黄黄连泻心汤证与附子泻心汤证的鉴别 … (203)
　　泻心汤 ………………………………………………… (204)
　　半夏泻心汤 …………………………………………… (207)
　　生姜泻心汤 …………………………………………… (209)
　　甘草泻心汤 …………………………………………… (210)
　　　　◆关于去滓再煎 …………………………… (215)
　　　　◆关于心下痞硬 …………………………… (217)
其他处方 …………………………………………………… (220)
　　黄连汤 ………………………………………………… (220)
　　干姜黄芩黄连人参汤 ………………………………… (222)
　　旋覆代赭汤 …………………………………………… (225)
　　厚朴生姜半夏甘草人参汤 …………………………… (226)
　　茯苓饮 ………………………………………………… (227)
白虎汤类方 ………………………………………………… (229)
　　白虎汤类方总论 ……………………………………… (231)
　　白虎汤 ………………………………………………… (235)
　　白虎加人参汤 ………………………………………… (237)
　　白虎加桂枝汤 ………………………………………… (240)

结胸、脏结

条文

辨太阳病脉证并治下第七

第128条 问曰，病有结胸，有藏结，其状何如。答曰，按之痛，寸脉浮，关脉沉，名曰结胸也。

第129条 何谓藏结。答曰，如结胸状，饮食如故，时时下利，寸脉浮，关脉小细沉紧，名曰藏结。甜味舌上白胎滑者，难治。

第130条 藏结，无阳证，不往来寒热，其人反静，舌上胎滑者，不可攻也。

第131条 病发于阳，而反下之，热入因作结胸。病发于阴，而反下之，因作痞也。所以成结胸者，以下之太早故也。结胸者，项亦强，如柔痉状，下之则和，宜大陷胸丸。

大陷胸丸方 大黄半斤 葶苈子半升熬 芒消半升 杏仁半升去皮尖熬黑

上四味，捣筛二味，内杏仁，芒硝，合研如脂，和散。取如弹丸一枚，别捣甘遂末一钱匕，白蜜二合，水二升，煮取一升，温顿服之，一宿乃下。如不下，更服，取下为效。禁如药法。

第132条 结胸证，其脉浮大者，不可下，下之则死。

第133条 结胸证悉具，烦躁者亦死。

第134条 太阳病，脉浮而动数，浮则为风，数则为热，动则为痛，数则为虚。头痛，发热，微盗汗出，而反恶寒者，表未解也。医反下之，动数变迟，膈内拒痛，胃中空虚，客气动膈，短气躁烦，心中懊憹，阳气内陷，心下因鞕，则为结胸，大陷胸汤主之。若不结胸，但头汗出，余处无汗，剂颈而还，小便不利，身必发黄。大陷胸汤。

大陷胸汤方　大黄六两去皮　芒消一升　甘遂一钱匕
上三味，以水六升，先煮大黄，取二升，去滓，内芒消，煮一两沸，内甘遂末，温服一升。得快利，止后服。

第135条　伤寒六七日，结胸热实，脉沉而紧，心下痛，按之石鞕者，大陷胸汤主之。

第136条　伤寒十余日，热结在里，复往来寒热者，与大柴胡汤。但结胸，无大热者，此为水结在胸胁也。但头微汗出者，大陷胸汤主之。

第137条　太阳病，重发汗而复下之，不大便五六日，舌上燥而渴，日晡所小有潮热，从心下至少腹鞕满而痛不可近者，大陷胸汤主之。

第138条　小结胸病，正在心下，按之则痛，脉浮滑者，小陷胸汤主之。

小陷胸汤方　黄连一两　半夏半升洗　瓜蒌实大者一枚
上三味，以水六升，先煮瓜蒌，取三升，去滓。内诸药，煮取二升，去滓，分温三服。

第139条　太阳病，二三日，不能卧，但欲起，心下必结，脉微弱者，此本有寒分也。反下之，若利止，必作结胸。未止者，四日复下之，此作协热利也。

第140条　太阳病，下之，其脉促，不结胸者，此为欲解也。脉浮者，必结胸。脉紧者，必咽痛。脉弦者，必两胁拘急。脉细数者，头痛未止。脉沉紧者，必欲呕。脉沉滑者，协热利。脉浮滑者，必下血。

结胸、脏结

条文

辨太阳病脉证并治下第七

第128条 问曰，病有结胸，有藏结，其状何如。答曰，按之痛，寸脉浮，关脉沉，名曰结胸也。

第129条 何谓藏结。答曰，如结胸状，饮食如故，时时下利，寸脉浮，关脉小细沉紧，名曰藏结。甜味舌上白胎滑者，难治。

第130条 藏结，无阳证，不往来寒热，其人反静，舌上胎滑者，不可攻也。

第131条 病发于阳，而反下之，热入因作结胸。病发于阴，而反下之，因作痞也。所以成结胸者，以下之太早故也。结胸者，项亦强，如柔痉状，下之则和，宜大陷胸丸。

大陷胸丸方 大黄半斤 葶苈子半升熬 芒消半升 杏仁半升去皮尖熬黑

上四味，捣筛二味，内杏仁，芒硝，合研如脂，和散。取如弹丸一枚，别捣甘遂末一钱匕，白蜜二合，水二升，煮取一升，温顿服之，一宿乃下。如不下，更服，取下为效。禁如药法。

第132条 结胸证，其脉浮大者，不可下，下之则死。

第133条 结胸证悉具，烦躁者亦死。

第134条 太阳病，脉浮而动数，浮则为风，数则为热，动则为痛，数则为虚。头痛，发热，微盗汗出，而反恶寒者，表未解也。医反下之，动数变迟，膈内拒痛，胃中空虚，客气动膈，短气躁烦，心中懊憹，阳气内陷，心下因鞕，则为结胸，大陷胸汤主之。若不结胸，但头汗出，余处无汗，剂颈而还，小便不利，身必发黄。大陷胸汤。

大陷胸汤方　大黄六两去皮　芒消一升　甘遂一钱匕

上三味，以水六升，先煮大黄，取二升，去滓，内芒消，煮一两沸，内甘遂末，温服一升。得快利，止后服。

第135条　伤寒六七日，结胸热实，脉沉而紧，心下痛，按之石鞕者，大陷胸汤主之。

第136条　伤寒十余日，热结在里，复往来寒热者，与大柴胡汤。但结胸，无大热者，此为水结在胸胁也。但头微汗出者，大陷胸汤主之。

第137条　太阳病，重发汗而复下之，不大便五六日，舌上燥而渴，日晡所小有潮热，从心下至少腹鞕满而痛不可近者，大陷胸汤主之。

第138条　小结胸病，正在心下，按之则痛，脉浮滑者，小陷胸汤主之。

小陷胸汤方　黄连一两　半夏半升洗　瓜蒌实大者一枚

上三味，以水六升，先煮瓜蒌，取三升，去滓。内诸药，煮取二升，去滓，分温三服。

第139条　太阳病，二三日，不能卧，但欲起，心下必结，脉微弱者，此本有寒分也。反下之，若利止，必作结胸。未止者，四日复下之，此作协热利也。

第140条　太阳病，下之，其脉促，不结胸者，此为欲解也。脉浮者，必结胸。脉紧者，必咽痛。脉弦者，必两胁拘急。脉细数者，头痛未止。脉沉紧者，必欲呕。脉沉滑者，协热利。脉浮滑者，必下血。

第141条　病在阳,应以汗解之。反以冷水潠之。若灌之,其热被劫不得去,弥更益烦,肉上粟起,意欲饮水,反不渴者,服文蛤散。若不差者,与五苓散。寒实结胸,无热证者,与三物小陷胸汤,白散亦可服。

文蛤散方　文蛤五两

上一味为散,以沸汤和一方寸匕服。汤用五合。

白散方　桔梗三分　巴豆一分去皮心熬黑研如脂　贝母三分

上三味为散,内巴豆,更于臼中杵之,以白饮和服。强人半钱匕,羸者减之。病在膈上必吐,在膈下必利。不利,进热粥一杯。利过不止,进冷粥一杯。身热,皮粟不解,欲引衣自覆。若以水潠之洗之,益令热劫不得出,当汗而不汗则烦。假令汗出已,腹中痛,与芍药三两如上法。

第150条　太阳少阳并病,而反下之,成结胸,心下鞕,下利不止,水浆不下,其人心烦。

《金匮·肺痿肺痈咳嗽上气病脉证治第七》

第19条　《外台》桔梗白散　治咳而胸满,振寒,脉数,咽干不渴,时出浊唾腥臭,久久吐脓如米粥者,为肺痈。

桔梗　贝母各三分　巴豆一分去皮熬研如脂

上三味,为散,强人饮服半钱匕,羸者减之。病在膈上者,吐脓血,膈下者泻出,若下多不止,饮冷水一杯则定。

《金匮·肺痈咳嗽上气病脉证治第七》

第12条 （桔梗汤的条文与第19条《外台》桔梗白散的条文完全一致，治疗后的反应"吐脓血"也相同。只是桔梗汤没有膈上、膈下的区别。）

结胸、脏结总论

脏结

1. 脏结和结胸的不同

将第128条、第129条、第130条的条文罗列如下：

第128条 ……按之痛（心下），寸脉浮，关脉沉，名曰结胸也。

第129条 何谓藏结。答曰，如结胸状，饮食如故，时时下利，寸脉浮，关脉小细沉紧，名曰藏结。舌上白胎滑者，难治。

第130条 藏结，无阳者，不往来寒热，其人反静，舌上胎滑者，不可攻也。

描述结胸的第128条和描述脏结的第129条相应成对。如下所示，两者的症候极为相似。

结胸：（心下）按之痛，寸脉浮，关脉沉。
脏结：如结胸状，心下按之痛，寸脉浮，关脉沉。

然而脏结中"饮食如故，时时下利，关脉小细沉紧"以及"舌上白胎滑者，难治。"与结胸有所不同，第130条对第129条的脏结做了补充说明，"无阳者，不往来寒热，其人反静，舌上胎滑者，不可攻也"。

结

根据《大汉和辞典》

（一）

1. 结　①占、占领、占有；②结合、连接；③附着；④坚实；⑤巩固；⑥总括、捆绑；⑦连、连接；⑧交；⑨继；⑩积；⑪集；⑫冷；⑬系、缚；⑭凝；⑮闭；⑯草木结实；⑰心情郁闷、心情不畅；⑱交、亲密、建立关系；⑲碍事；⑳结束；㉑完成；

2. 结、结扣；

3. 纠、责；

4. 退；

5. 曲、屈；

6. 弯曲、巡；

7. 结句的略称；

8. 证书；

9. 迷惑，犹豫、烦恼；

10. 纷，束发为髻；

11. 性；①良、好；②定契约；③结实、坚固。

（二）

1. 连接、架设，同"系"；

2. 髻、发。

根据《字通》

①结、占；②连、交、系；③约、固；④同"系"，挂；⑤通"发"，发髻。

据以上考证可知，"结胸"意为（邪）结在胸。"脏结"意为脏闭。

参考： 热结膀胱：热结在膀胱

热结在里：热结在里

2. 脏结的病理

脏结与结胸的症候虽然相似，但两者的发病机理完全不同，绝不能混为一谈。仔细观察就会发现两者的症候，如"心下按之痛"、"寸浮关沉"等虽相似，但"饮食如故"、"时下利"、"关脉小细沉紧"等则完全不同。

首先第129条、130条中脏结的"脏"究竟是指五脏中的哪个"脏"呢？因为没有出现心（如悸、烦），肺（如咳），肝（如血的症状），肾（如悸、冲气或尿的异常）方面的症状，可以认定脏结的"脏"不是指心、肺、肝、肾这四脏。其次从脉象来看，病脉出现在关部，定位属脾。虽然六腑之一，胃的异常也大多表现在关脉上，而"饮食如故"恰恰提示胃没有异常，故"脏结"的脏是指脾而言。

脾是胃气的储藏库（仓廪之官），多余的胃气储藏在脾和肌，必要之时又被利用生成为胃气。（图1）

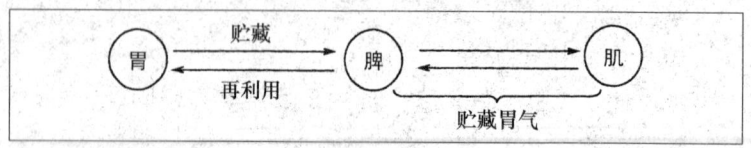

图1

若脾之气出现异常，则胃脾之间的联系就会失调，胃气不仅无法贮藏而且储藏在脾和肌的胃气也无法被再次利用，人体生理机能就会出现紊乱。程度轻者，饭后不久还比较有精神，当胃中食物被消化，又无法利用储藏在脾和肌的胃气，就没了精神。程度严重者，既便可以进食，却因胃气无法蓄积和被再利用，脾脏陷入了孤立状态。脾胃之间联系中断，即使生成脾气也被封闭在脾脏内。"脉沉细"说明脾气衰弱，"脉沉紧"提示脾气被封闭陷入孤立，这种状态称为

结

根据《大汉和辞典》

（一）

1. 结 ①占、占领、占有；②结合、连接；③附着；④坚实；⑤巩固；⑥总括、捆绑；⑦连、连接；⑧交；⑨继；⑩积；⑪集；⑫冷；⑬系、缚；⑭凝；⑮闭；⑯草木结实；⑰心情郁闷、心情不畅；⑱交、亲密、建立关系；⑲碍事；⑳结束；㉑完成；

2. 结、结扣；

3. 纠、责；

4. 退；

5. 曲、屈；

6. 弯曲、巡；

7. 结句的略称；

8. 证书；

9. 迷惑，犹豫、烦恼；

10. 纷，束发为髻；

11. 性；①良、好；②定契约；③结实、坚固。

（二）

1. 连接、架设，同"系"；

2. 髻、发。

根据《字通》

①结、占；②连、交、系；③约、固；④同"系"，挂；⑤通"发"，发髻。

据以上考证可知，"结胸"意为（邪）结在胸。"脏结"意为脏闭。

参考：热结膀胱：热结在膀胱

热结在里：热结在里

2. 脏结的病理

脏结与结胸的症候虽然相似，但两者的发病机理完全不同，绝不能混为一谈。仔细观察就会发现两者的症候，如"心下按之痛"、"寸浮关沉"等虽相似，但"饮食如故"、"时下利"、"关脉小细沉紧"等则完全不同。

首先第129条、130条中脏结的"脏"究竟是指五脏中的哪个"脏"呢？因为没有出现心（如悸、烦），肺（如咳），肝（如血的症状），肾（如悸、冲气或尿的异常）方面的症状，可以认定脏结的"脏"不是指心、肺、肝、肾这四脏。其次从脉象来看，病脉出现在关部，定位属脾。虽然六腑之一，胃的异常也大多表现在关脉上，而"饮食如故"恰恰提示胃没有异常，故"脏结"的脏是指脾而言。

脾是胃气的储藏库（仓廪之官），多余的胃气储藏在脾和肌，必要之时又被利用生成为胃气。（图1）

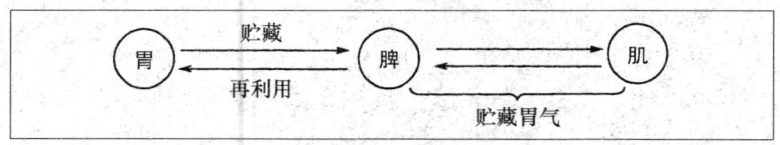

图1

若脾之气出现异常，则胃脾之间的联系就会失调，胃气不仅无法贮藏而且储藏在脾和肌的胃气也无法被再次利用，人体生理机能就会出现紊乱。程度轻者，饭后不久还比较有精神，当胃中食物被消化，又无法利用储藏在脾和肌的胃气，就没了精神。程度严重者，既便可以进食，却因胃气无法蓄积和被再利用，脾脏陷入了孤立状态。脾胃之间联系中断，即使生成脾气也被封闭在脾脏内。"脉沉细"说明脾气衰弱，"脉沉紧"提示脾气被封闭陷入孤立，这种状态称为

"脏结"。只是脾处于"脏结",而胃基本没有异常,所以"饮食如故"。由于储藏在脾、肌内的胃气无法得到补充,进食一段时间后,胃气就会逐渐衰弱。胃气衰弱,胃功能失调时,胃中生饮。进食后得以恢复的胃气,将饮推至心下,导致心下停饮,出现"心下按之痛"。舌苔"白滑"、"滑"也体现了心下有饮。

下面谈谈"时时下利"。

饭后一段时间内胃气正常运行,多余的胃气由于无法蓄积,就通过胃→小肠→大肠排出,导致下利。随着下利,多余的胃气消耗殆尽,不需要排出胃气时,下利便会停止。并非持续下利而是"时时下利"的原因在此。

结胸证为胸中有痰,导致胸、膈、心下出现升降不利,心下停饮或贮痰,故"心下按之痛"。与此相对,脏结证是由于脾脏孤立,贮藏胃气的功能和再利用脾、肌内胃气的功能受阻,结果导致胃气一时性衰竭,从而心下生饮,使心下、膈出入不利。由于出入不利,饭后一过性生成的多余胃气既不能外出肌表,也无法进行储存,便引起下利。胃气不得外出肌表,所以不会引起发热和往来寒热。当心下、膈出入不利时,无法外出的胃气在里出现过剩,一般会产生里热。而"脏结"时,多余的胃气以下利的形式排出,没有生成里热而表现为"反静"。心下、膈出入不利,但升降不利的程度不严重,进食后部分多余的胃气可能上行入肺,故可见到"寸脉浮"。(图2)

胃的守护胃气功能和脾的储存胃气功能密切相关,储存在脾、肌内胃气的释放量与胃气向全身的供给量直接相关。总之,在胃气和脾气两者的共同作用下,胃气进行着储存和释放。(图3)

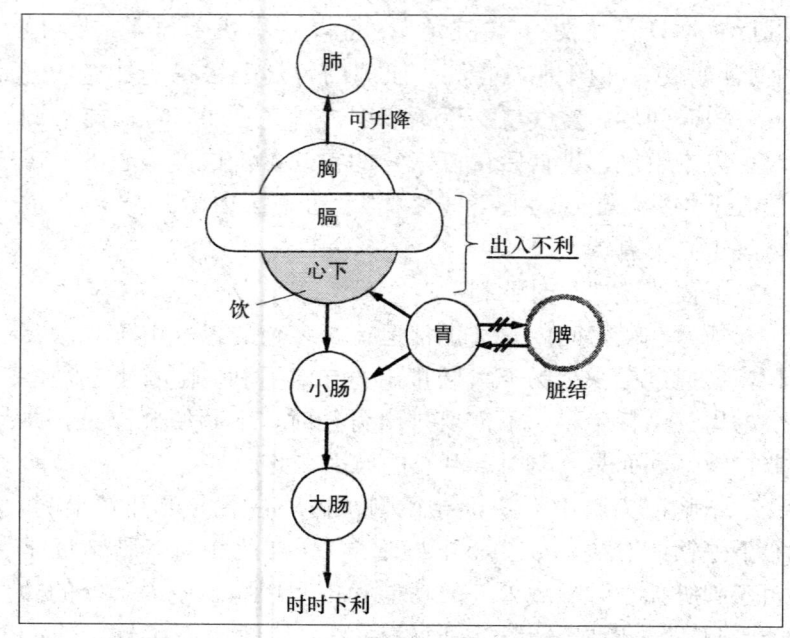

图 2

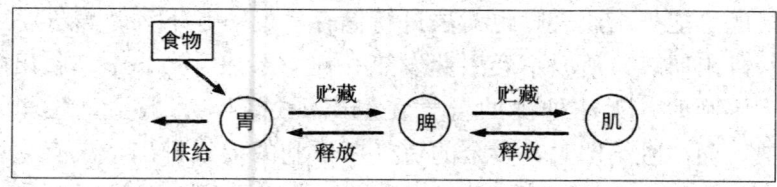

图 3

当某一脏处于一种孤立状态，脏气封闭在本脏内，与其他五脏六腑之间的联系断绝时称为"脏结"。另一方面，胃被其他五脏六腑所孤立时称为"除中"。所谓"除中"，例如，临终病人一过性似乎康复了一样进食食物，之后不久突然死亡。这是因为进食后产生的胃气完全无法输送到其他脏腑所致。

3. 脏结的治法

《伤寒论》中没有记载相应的治疗处方，对脏结程度较轻者，笔者提出以下治疗方法，仅供参考。

外方：人参汤加葱白

守护胃气的功能，向脾、肌的存储功能，向全身供给胃气，储藏在脾、肌的胃气向外释放这四者之间存在着密不可分的关系。人参、炙甘草等用来守护胃气，并将胃气储藏于脾、肌；干姜在鼓舞胃气的同时，使胃气供应到全身上下；白术祛除心下之饮，并可守护胃气，使其不过度向上、向外，对下行的胃气没有守护作用。加入葱白，增强向上、向外的作用力。通过使用葱白，促使储藏在脾、肌的胃气向外释放。

参考：生脉散（人参、麦冬、五味子）所用的三味药也具有守护胃气的作用。

4. 补充说明

第167条 病胁下素有痞，连在脐傍，痛引少腹，入阴筋者，此名藏结，死。

对第167条"脏结"中的"脏"，唐容川持"血室"之说。笔者认为这里的"脏"是指肝。人体的肉和筋最多分布在躯干项背部，其次在大腿和腹部。如在痉病中，因供给肌、肉、筋部的津液不足，肉、筋不得滋养，就容易出现项背部症状。另一方面，当络血运行障碍时，可能出现全身症状，较常见的是腹内之络和腹外肉、筋部（特别是腹直肌）的症状。（图4）

```
腹腔内部的络血不行 ——————→ 腹痛
腹腔外部的肉、筋络血不行 ——→ 腹外部肉、筋痉挛
```

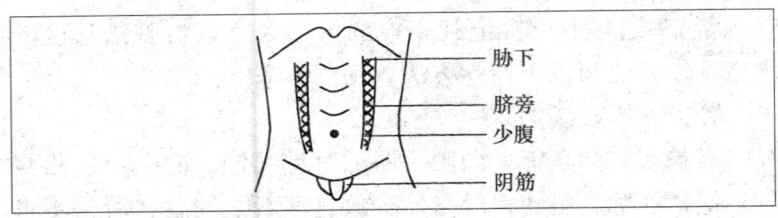

图 4

血液在封闭的循环系统内，由心→经→络→经→肝→心循行流动。如果肝出现"脏结"，肝络不通，就会影响到血在全身的运行。腹腔外部肉、筋的络血循环尤其受阻，引起腹部由上至下，从胁下→脐旁→少腹→阴筋出现痉挛。即腹腔内部肝的异常会相应地反映在外部。（图5）

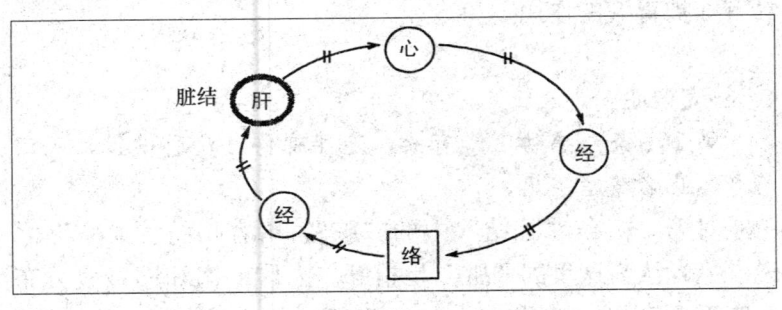

图 5

```
肝脏结→肝内络不通→肝对血疏泄失调→血循行障碍→腹腔外部肉、筋痉挛→全身血运障碍→死亡
```

参考条文

《金匮·妇人杂病脉证并治第二十二》

第6条 妇人藏躁，喜悲伤，欲哭，象如神灵所作，数欠伸，甘麦大枣汤主之。

甘麦大枣汤方　甘草三两　小麦一升　大枣十枚

上三味，以水六升，煮取三升，温分三服，亦补脾气。

因为使用了小麦，妇人"脏躁"中的"脏"是指肺而言。"咳而脉浮者，厚朴麻黄汤主之"中也用了小麦，可做为参考。

结胸

1. 结胸的病理

第131条 病发于阳，而反下之，热入因作结胸。病发于阴，而反下之，因作痞也。

条文中的"阴"、"阳"分别指皮和肌。皮、肌为体表外壳的最表层，皮相对于肌属表，肌相对于皮属里。因此在表层中，皮相对于肌为阳，肌相对于皮为阴。据此分析本条文，"病发于阳"即"病发于皮"；"病发于阴"即"病发于肌"。

"病发于阳"（寒邪外束皮及皮腠）误下后，邪内陷于胸形成"结胸"；"病发于阴"（风邪侵入肌部）误下后，邪内陷于心下形成"痞"。两证皆为邪气通过皮气和肌气的回流通路，传变至里。

```
邪→皮→皮部回流路→胸…………结胸
邪→肌→肌部回流路→心下………痞
```

结胸证的形成并不单纯由于邪从皮部传变至胸。胸的升降出入功能原本毫无异常之人，邪在经过皮部传变到胸时不会发展为结胸证，邪将沿皮→胸→肺的途径传变。如麻黄汤证进一步发展，就会演变成麻杏石甘汤证。形成结胸证的前提在于邪传变到胸之前，已经存在胸气不利，也就是说必定存在升降出入功能失调。结胸证的形成条件有下面两条：

① 急性热病的进程中，胸部出现胸气不利。

② 由于平素饮食不节、气滞等原因，病理产物痰已一定程度地在胸部形成，在感受外邪之前已经存在胸气不利。

在临床上常见第②类情况。现代日常生活中由于饮食不节、缺少运动、烦恼过多等，常见病理产物痰贮留在胸，轻度胸气不利的人。当这些人罹患急性热病时，则很容易形成结胸证，尤其是小陷胸汤证。除了皮邪内陷以外，结胸证还可以因肌邪内陷于心下，之后再上升至胸所致。在杂病中也可见到由于体内阴阳失调，水热互结所形成的痰贮留在胸，其与结胸证极为相似。结胸证为水热互结（或水寒互结）形成的痰存在于胸。若心下同时存在水热，但未互结时则为痞，表现为心下痞硬，此时应投与半夏泻心汤；水热互结形成的痰热停留在胸，导致胸的升降出入不利，则为结胸证。胸气不利也导致心下升降出入不利，病理产物在心下形成。胸中的痰影响到心下，心下升降出入不利又致使心下饮内生。以上两种病机皆造成心下硬痛。

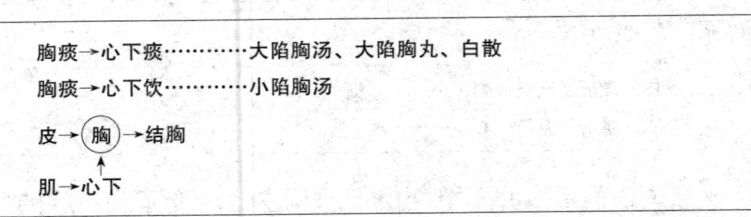

2. 结胸的症候（来自条文）

第 128 条　……按之痛，寸脉浮，关脉沉……

第 131 条　……项亦强，如柔痉状……

第 132 条　……其脉浮大者，不可下，下之则死。

第 133 条　结胸证悉具，烦躁者亦死。

第 134 条　……表未解也。医反下之，动数变迟，膈内拒痛，胃中空虚，客气动膈，短气躁烦，心中懊憹，阳气内陷，心下因鞕……

第 135 条　……脉沉而紧，心下痛，按之石鞕者……

第 136 条　……无大热者，此为水结在胸胁也。但头微汗出者……

第 137 条　……不大便五六日，舌上燥而渴，日晡所小有潮热，从心下至少腹鞕满而痛不可近者……

第 138 条　……正在心下，按之则痛，脉浮滑者……

第 140 条　……脉浮者……

脉：寸浮关沉，浮大，动数变迟，沉而紧，脉浮滑，脉浮

心下：心下因鞕，心下痛，按之石鞕，从心下至少腹鞕满而痛不可近，正在心下，按之则痛

其他：项亦强，如柔痉状，烦躁者死，躁烦，心中懊憹，短气，头微汗出，不大便五六日，舌上燥而渴，日晡所小有潮热

　　由于结胸程度的不同，呈现出或浮或沉，或寸浮关沉，或迟等不同脉象。典型症状为心下的自发痛感，或者按压时心下疼痛，严重时甚至会波及少腹。绝对不可混淆的是，病变的主要原因在于胸，正因为如此才称为"结胸"。结胸引起心下升降不利，才出现了心下的症候。心下、膈出入障

碍，胃津难以外达肌部，肌津不能滋养背部的筋、肉，导致"如柔痉状"。胸、心下升降出入不利，感觉心中（心下）不快，出现"心中懊恼"。胸热传至心包，引发"烦躁"。胸的升降不利致使胃气不能与肺相接续，所以"短气"。胸热通过心下传至胃，胃热内生，出现类似阳明病的"不大便五六日，舌上燥而渴，日晡所小有潮热"等症状。（图6）

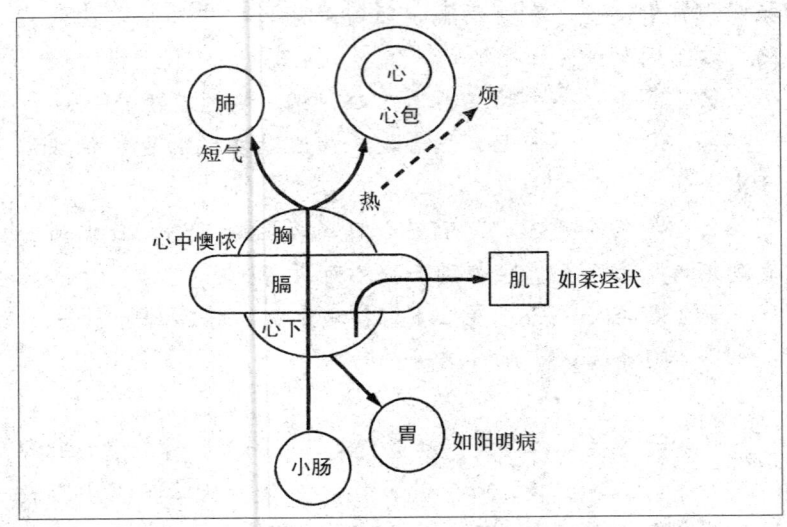

图 6

3. 结胸的腹证

在症候部分已经提及，伤寒论中结胸的症候以"心下鞕痛"等心下的症状为主，严重时可见"少腹鞕满而痛"。尽管古代没有胸部 X 光和 CT 检查，就已将胸和肺区别开来，并分别实施了不同的治法。

按照经方的腹诊法，检查者用手在患者的心下部位从剑突下向喉的方向施加压力,结胸证的患者会感觉疼痛、胸闷、胸部不舒服。由于胸、肺位于胸廓内部,不可能像腹诊那样垂直按压腹壁便可取证,但按照上述办法进行腹诊,也可获知胸的状况。公元 100 年左右,始创《伤寒论》处方的先人(们),想必就是用这种诊断方法来判断结胸证的吧。

小陷胸汤证的腹证所见:从剑突下向喉的方向施压时,出现压痛(Tenderness)和抵抗(Hardness),剑突下或胸部感觉堵塞。垂直于腹壁按压心下时,也出现压痛和抵抗感。此外季肋部、腹直肌起始处内侧也有抵抗感。(图 7)(参照《经方医学(第一卷)》)

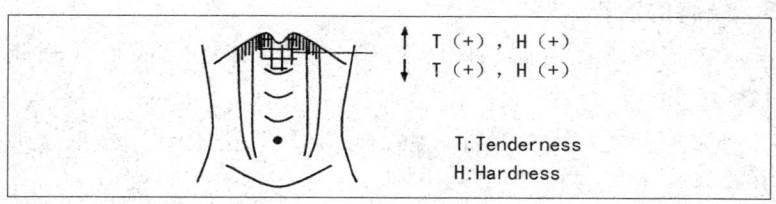

图 7

4. 结胸程度的差异

根据胸气不利的程度(胸中痰的多少),结胸大致可分为以下三类。

①死证 胸气不利的程度最为严重。胸气无法与肺或心包连通,表现为烦躁、喘息、短气、胸痛、心痛等症状。当然心下之气也基本无法运行。

②大陷胸丸、大陷胸汤、白散证 尽管胸气不利的程度相当严重,但胸气还能保持与肺、心包连通。多伴有烦躁、短气等症状(胸、心下有痰)。

③小陷胸汤证 虽存在胸气不利,但大部分胸气可与

肺、心包连通。胸中有痰，胸气不利导致心下升降不利，饮生心下（心下无痰）。

《伤寒论》中的结胸证，相当于西医的什么疾病呢？重症结胸相当于心包积液、重度心力衰竭等纵隔内尤其是心包内渗出液潴留等病症，即属于上面列举的死证及大陷胸汤、大陷胸丸、白散所主病证。轻症则涵盖了西医所说的各类慢性疾患，这里无法列举出具体病名，当然也包括了生活不规律等所致的"未病"。至少在经方腹证上，无论潜在还是显在，出现在胸的问题都属于广义的结胸证。

5. 结胸的治疗

大陷胸汤：大黄六两　芒硝一升　甘遂一钱匕（一钱匕≈0.5g)

大陷胸丸：大黄半斤　葶苈子半升　芒硝半升　杏仁半升　甘遂末一钱匕

小陷胸汤：黄连一两　半夏半升　瓜蒌实大一枚

白散：桔梗三分　巴豆一分　贝母三分

据《本经》记载，下述药物的功效（破坚积作用）如下。

甘遂：破癥积聚

芒硝：治五藏积聚，久热，……腹中淡实结搏

葶苈子：治癥瘕积聚，结气，破坚逐邪

巴豆：破癥瘕，结聚坚积

大黄：破癥瘕积聚

贝母：治疝瘕

大陷胸丸、大陷胸汤及白散中的主要药物，其作用主要是破除坚硬的结合在一起的有形之物。由此可知这些处方都

是通过使用作用较强的破坚除积之品,来荡涤胸、心下水热互结之痰。此外,未载入《本经》的瓜蒌实,其与贝母同样具有化痰作用,可溶化水热互结之痰,药性较上述药物柔和。

处方解析

大陷胸汤、大陷胸丸:甘遂、芒硝溶化水热互结所形成的痰热;大黄、芒硝、甘遂(葶苈子、杏仁)将其由胸降至心下、小肠、大肠。

白散:巴豆、桔梗、贝母溶化胸中的寒痰,巴豆并使其降至心下、小肠、大肠。

小陷胸汤:瓜蒌实化解水热互结所致的胸中痰热,使痰热转化为痰湿(饮),再用半夏使痰湿(饮)转化为更易祛除的水湿。黄连用于清热。由此,小陷胸汤使水热互结的痰热分消为水和热,并得以祛除。(图8)

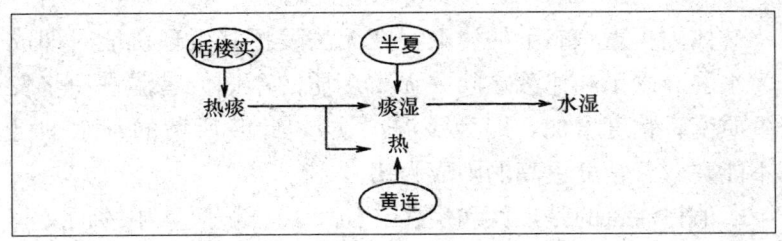

图 8

在《伤寒论》、《金匮要略》中,瓜蒌实仅用于胸痹,具有化解胸中之痰(化痰)的特殊功效。甘遂除了用在大陷胸汤、大陷胸丸之外,还用在十枣汤(心下痞鞕满)、甘遂半夏汤(心下续坚满)、大黄甘遂汤(少腹满如敦状)中,具有峻下心下及少腹的痰和饮(痰湿)的功效。

瓜蒌

《本经》中品：

味苦寒。治消渴。身热烦满。大热。补虚安中。续绝伤。

《别录》中品：

瓜蒌根：无毒。主除肠胃中痼热，八疸，身面黄，唇干口燥，短气，通月水，止小便利。

实：治胸痹，悦泽人面。

◆关于水湿、痰湿、痰

在人体的病理产物中，被统称为水、水毒者有以下三种：①湿或水湿；②饮或痰湿；③痰（寒痰或热痰）。

对①，用术、防己、茯苓、泽泻等（利水）。

对②，用半夏、天南星等（化饮）。

对③，用瓜蒌实、贝母等（化痰）。

体内生理状态下的津液，在无法发挥其生理机能时即成为水湿。水湿和津液之间并无太多质的不同。水湿进一步发生质变，粘度增加，即为痰湿（饮），此时所谓的利水剂已不能奏效。粘度更高的则成为痰。

值得注意的是，饮和痰在《伤寒》、《金匮》中的词义与上述观点有所不同。例如前者所说的"饮"，其实包含水湿、痰湿在内。

心下有饮（泽泻汤）——水湿
心下有饮（小半夏汤）——痰湿（饮）

此外，古代的"痰"字可通"淡"，《金匮要略》所述

"痰"相当于我们所说的湿和饮。为避免上述混淆，我们总结归纳了湿、饮、痰的概念及用法，这些术语的用法与《伤寒》、《金匮》不同，敬请留意。

6. 结胸的脉象
参考条文

第140条 太阳病，下之，其脉促，不结胸者，此为欲解也。脉浮者，必结胸。脉紧者，必咽痛。脉弦者，必两胁拘急。脉细数者，头痛未止。脉沉紧者，必欲呕。脉沉滑者，协热利。脉浮滑者，必下血。

结胸证的脉象可分为三种：①浮、浮滑；②寸浮、关沉；③沉、紧。

表证或膈以上以及膀胱的病证基本呈浮脉，膈以下的病证呈沉脉。

①浮、浮滑 病理变化的主体在胸，即便一定程度地影响到心下，但仍以胸气不利为主。

②寸浮、关沉 胸和心下的病理变化程度大致相同，胸、心下之气皆不利。

③沉、紧 病因虽在胸，但其强烈的病理变化已影响至心下及少腹，故呈现沉脉。心下及少腹出现病变时表现为沉脉。

浮：胸的病理变化 ＞ 心下的病理变化
寸浮关沉：胸的病理变化 ≈ 心下的病理变化
沉紧：胸的病理变化 ＜ 心下和少腹的病理变化

大陷胸丸

条文

第131条 病发于阳，而反下之，热入因作结胸。病发于阴，而反下之，因作痞也。所以成结胸者，以下之太早故也。结胸者，项亦强，如柔痓状，下之则和，宜大陷胸丸。

大陷胸丸方 大黄半斤 葶苈子半升熬 芒硝半升 杏仁半升皮尖熬黑

上四味，捣筛二味，内杏仁，芒硝，合研如脂，和散。取如弹丸一枚，别捣甘遂末一钱匕，白蜜二合，水二升，煮取一升，温顿服之，一宿乃下。如不下，更服，取下为效。禁如药法。

第131条 病发于阳，而反下之，热入因作结胸。病发于阴，而反下之，因作痞也。所以成结胸者，以下之太早故也。结胸者，项亦强，如柔痓状，下之则和，宜大陷胸丸。

发于阳之病误下后，热入胸而成结胸。发于阴之病误下后，热入心下而成痞。所以形成结胸的原因在于过早地用了下法。结胸时，项部也发强，如同柔痓。宜用大陷胸丸下之。

水热互结形成的热痰聚集在胸，为此胸、心下气机升降出入不利。尤其当心下出入不利时，胃津难以从胃供应到心下→膈（前下）→肌→筋（项部）、肉部，则出现"如柔痓状"。心下出入不利，供给肌部的胃津减少，位于后背上方的项部最易受到影响。因为人体的构造决定了津液不易向上供给，而是更容易向下供给。所以心下出入不利所致的肌部胃津供给不足，在项部的表现最为显著。

处方解析

甘遂、芒硝化解胸中痰热；大黄、葶苈子、杏仁将痰热降至心下；大黄、葶苈子、甘遂将痰热由心下降至小肠、大肠，并排出体外。

大陷胸汤

条文

第134条 ①太阳病，脉浮而动数，浮则为风，数则为热，动则为痛，数则为虚。头痛，发热，微盗汗出，而反恶寒者，表未解也。医反下之，动数变迟，膈内拒痛，胃中空虚，客气动膈，短气燥烦，心中懊憹，阳气内陷，心下因鞭，则为结胸，大陷胸汤主之。②若不结胸，但头汗出，余处无汗，剂颈而还，小便不利，身必发黄。大陷胸汤。

大陷胸汤方 大黄六两去皮 芒硝一升 甘遂一钱匕

上三味，以水六升，先煮大黄，取二升，去滓，内芒硝，煮一两沸，内甘遂末，温服一升。得快利，止后服。

第135条 伤寒六七日，结胸热实，脉沉而紧，心下痛，按之石鞕者，大陷胸汤主之。

第136条 伤寒十余日，热结在里，复往来寒热者，与大柴胡汤。但结胸，无大热者，此为水结在胸胁也。但头微汗出者，大陷胸汤主之。

第137条 太阳病，重发汗而复下之，不大便五六日，舌上燥而渴，日晡所小有潮热，从心下至少腹鞕满而痛不可近者，大陷胸汤主之。

第149条 伤寒五六日，呕而发热者，柴胡汤证具，而以他药下之，柴胡证仍在者，复与柴胡汤。此虽已下之，不为逆，必蒸蒸而振，却发热汗出而解。若心下满而鞕痛者，此为结胸也，大陷胸汤主之。但满而不痛者，此为痞，柴胡不中与之，宜半夏泻心汤。

参考条文

第221条 ……若下之，则胃中空虚，客气动膈，心中懊憹。舌上胎者，栀子豉汤主之。

第134条 ①太阳病，脉浮而动数，浮则为风，数则为热，动则为痛，数则为虚。头痛，发热，微盗汗出，而反恶寒者，表未解也。医反下之，动数变迟，膈内拒痛，胃中空虚，客气动膈，短气燥烦，心中懊憹，阳气内陷，心下因鞕，则为结胸，大陷胸汤主之。②若不结胸，但头汗出，余处无汗，剂颈而还，小便不利，身必发黄。大陷胸汤。

第134条由症候描述和病理机制阐述两部分构成，前后条文略显错杂。另外在第221条中也插有同样内容："……若下之，则胃中空虚，客气动膈，心中懊憹，……"。由此可知本条文的某些内容可能并不属于原本的条文。在此，我们专门对整条条文进行解析。

首先根据"太阳病，脉浮而动数，浮则为风，数则为热，……头痛，发热，微盗汗出，反恶寒"，可以肯定不属于狭义的中风证（桂枝汤证），也不是伤寒证（麻黄汤证）。

"反恶寒"说明原本不存在恶寒。结合《伤寒论》第6条"太阳病,发热而渴,不恶寒者,为温病。"我们认为第134条中"邪"所致病证为温病的表证,并非中风证也非伤寒证。

风温之邪侵入肌部,引起邪正斗争,生成肌热而"发热"。胃气受到鼓舞,沿直达路上升则"头痛"。腠理既不像桂枝汤证那样开放,也不像麻黄汤证那样闭合。被鼓舞的胃气,白天行于体表进行邪正斗争而引起发热;夜晚返回体内,里气较白天增多,超出胃的守护胃气功能的极限,出现"微盗汗"。(参照《经方医学(第一卷)》)

中风证因正气不足而恶寒,伤寒证因寒邪外束而恶寒(参照《经方医学(第一卷)》、《经方医学(第二卷)》),风温证原本不存在恶寒。病邪为温性,未经过在肌部化热的过程即出现肌热,肌热波及胸、膈、心下,胸、膈出入不利,影响到肺的宣散,肺气难以外达皮部而出现"恶寒"(参照《经方医学(第二卷)》)。对这样的风温表证误行下法,胸气、心下之气、胃气一时性下陷而致虚,肌部风温之邪乘虚而内陷膈、心下。

风温邪(肌)——→膈(前下)——→心下

由于胸、膈、心下升降不利,胃气无法从肺输布至心包,脉象由数转为迟。

在胸气、肺气不利的情况下,即便是热证也会表现为迟脉(可参考《伤寒论》第208条的大承气汤)。误下导致胸、心下及胃中之气一时下陷,因膈气保持在较为正常的状态,内陷于膈、心下的邪和膈气之间展开邪正斗争,出现"膈内拒痛"。(膈主司胸、膈、心下升降,其中心通路的部分气与胸、心下之气一同下陷,由此避免了原本膈气下陷的局面。)(图9、10)

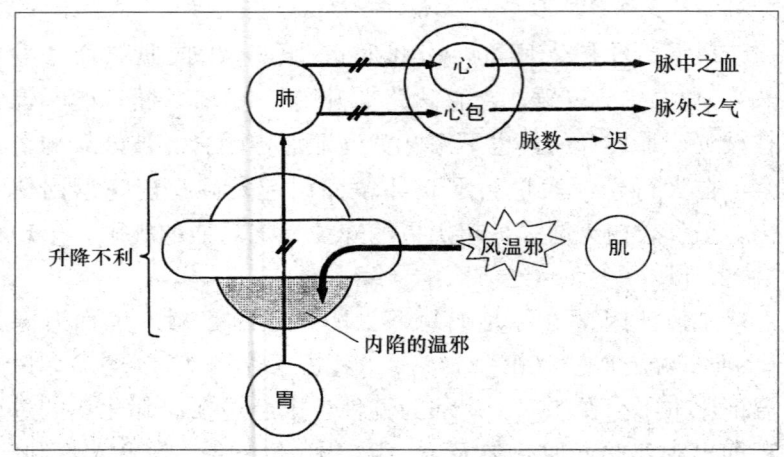

图9

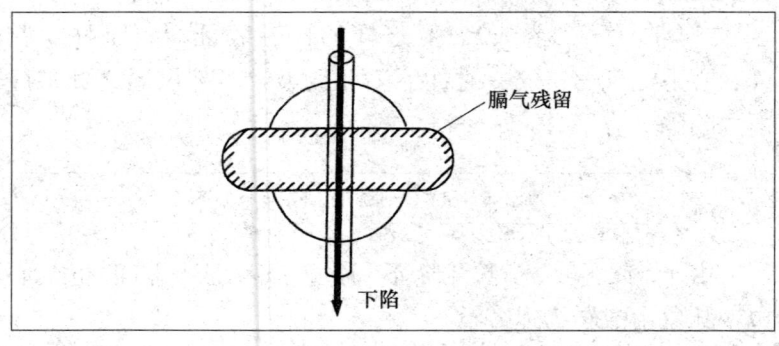

图10

客气(从外侵入的温邪)导致胸、膈、心下升降不利则"短气"。胸、心包有邪热则"躁烦"、"心中懊憹"。误下后膈气虽虚,但仍可与邪气抗争,所以不会发展为《伤寒论》

第133条"结胸证悉具,烦躁者亦死。"所述的死证。上述症候皆因阳气(肌表的风温之邪)内陷导致胸、膈、心下升降不利,同时邪热致使胸的津液枯竭,水热互结痰热内生引起"心下因鞕",结胸证由此形成。治疗上主要用大陷胸汤。大陷胸汤证属于有形痰热,而《伤寒论》第221条的栀子豉汤证属于胸中无形之热,虽然部分症候相似,但病理机制迥异。(图11)

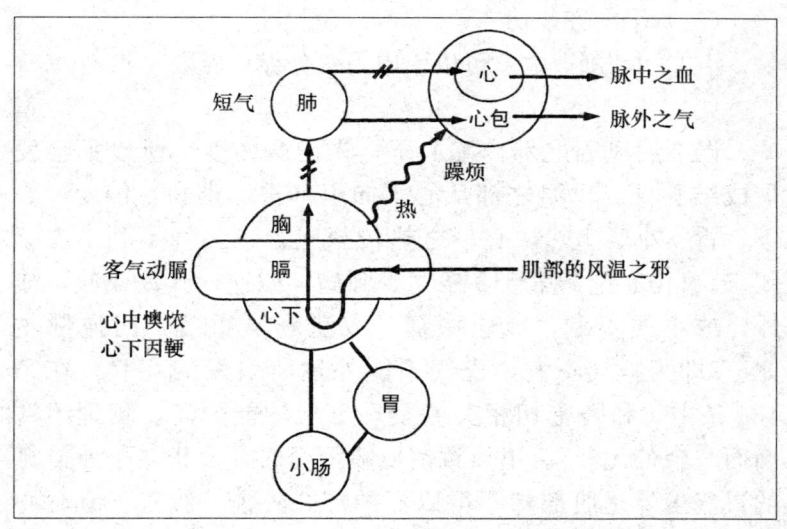

图11

处方解析

甘遂、芒硝化解水热互结形成的胸中痰热;大黄、芒硝、甘遂将其由胸降至小肠、大肠,并从大便排出。

条文解析

第134条 ②若不结胸,但头汗出,余处无汗,剂颈而还，小便不利，身必发黄。

如果未形成结胸证，只见头部出汗，而颈部以下无汗，且小便不利时，一定会出现黄疸。

剂

据《大汉和辞典》

（一）①手印、票据、对号牌子；②切削、切齐。

（二）①凑齐，切齐；②调合、配合。

由②"切削"之意可以引申为"分界、界限"。

误下后风温之邪内陷心下，未向胸传变，所以不会发展成结胸证。风温之邪从心下向里（胃、小肠）传变，心下、胃、小肠生热。心下之热传至膈，致膈气不利，皮腠闭塞。《伤寒论》第318条"少阴病，四逆，其人或咳，或悸，或小便不利，或腹中痛，或泄利下重者，四逆散主之。"即为膈气不利，皮气不能外达所引发的症状。在第134条中，和膈密切相关的腠理出现功能障碍，腠理闭塞因而"余处无汗"。里热致使皮腠闭合时，邪正斗争所鼓舞的胃气虽外达肌部却不得以汗的形式外泄，膈气不利、心下有热又使肌部回流受阻，肌部内生湿热。里热也引起小肠分别大小便的功能失调，无法将多余的水从小肠输送至膀胱则"小便不利"。因皮腠闭合，肌热不能以汗液的形式外泄，加上小便不利，湿、饮停滞在肌、心下、小肠中，在里热熏蒸下，外泄肌部则"发黄"。受到鼓舞却无路可走的胃气，沿直达路冲向头面部，部分湿热以"头汗"的形式外泄而出。（图12）

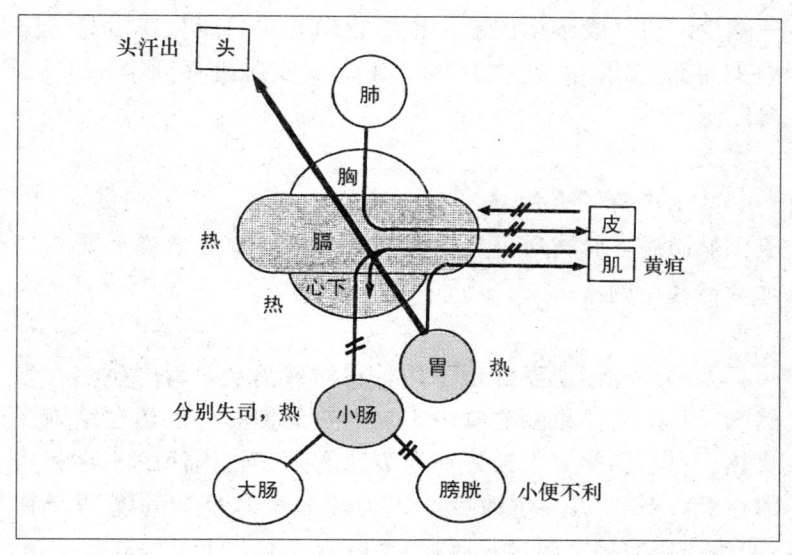

图 12

第135条 伤寒六七日,结胸热实,脉沉而紧,心下痛,按之石鞕者,大陷胸汤主之。

胸、心下有痰热,故"心下鞕痛"。加之病理变化已深及心下的下方部位,故脉象沉紧。可投与大陷胸汤。

第136条 伤寒十余日,热结在里,复往来寒热者,与大柴胡汤。但结胸,无大热者,此为水结在胸胁也。但头微汗出者,大陷胸汤主之。

水热互结所形成的热痰停留于胸、胁部。胸中痰热阻碍气机升降,胁的痰热阻碍膈的出入,结果胃气向皮、肌部外达减少。胃气既不得向上，也不得向外，只能从胃沿直达路向头面部上升，故见"头微汗出"。（发病机理同第134条，参照图12）

第137条　太阳病，重发汗而复下之，不大便五六日，舌上燥而渴，日晡所小有潮热，从心下至少腹鞭满而痛不可近者，大陷胸汤主之。

太阳病连续误发汗误下后，胃津被消耗，胃中生热。当然胸、心下之津也随之减少，加上热的煎熬，水热互结炼成痰热。在小肠中，未被分别为清浊的内容物因津的不足和热的存在，其性状发生改变，成为"似痰非痰"的病理产物（似痰非痰的相关内容见后述），造成"不大便五六日"。

因胸、心下有痰热，胃气难以上升或向外运行，故在胃气最为旺盛的日晡时（下午3点～5点）出现轻微潮热。心下的痰热和心下至小肠间存在的"似痰非痰"之物，造成腑气不通，出现"鞭"、"满"、"痛"，其中疼痛尤为剧烈。最终病理产物（痰、似痰非痰）充斥填满了胸→心下→小肠，看起来类似"不大便五六日，舌上燥而渴，日晡所有潮热"的阳明病承气汤证，而实为大陷胸汤证。（图13）

第149条　伤寒五六日，呕而发热者，柴胡汤证具，而以他药下之，柴胡证仍在者，复与柴胡汤。此虽已下之，不为逆，必蒸蒸而振，却发热汗出而解。若心下满而鞭痛者，此为结胸也，大陷胸汤主之。但满而不痛者，此为痞，柴胡不中与之，宜半夏泻心汤。

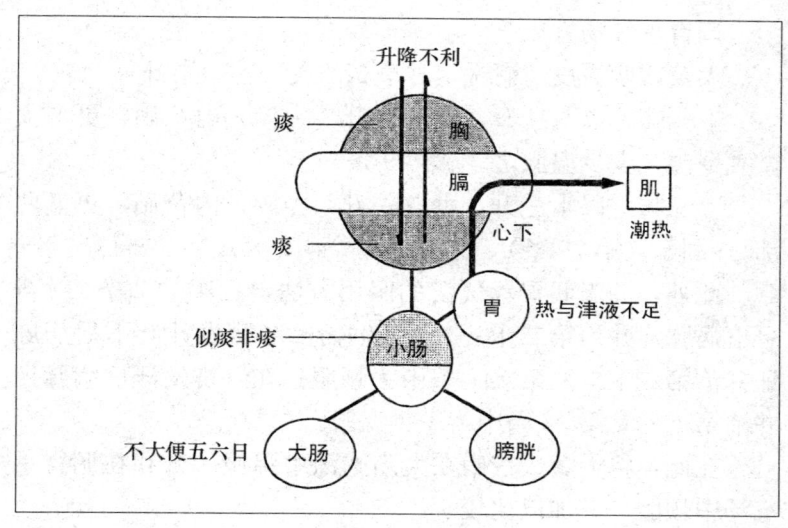

图 13

这里仅对"若心下满而鞭痛者,此为结胸也,大陷胸汤主之。"的部分进行说明。

如前所述,胸、心下有痰热。有形的病理产物——痰充满了心下,故见心下变硬,又因升降出入不利而出现疼痛,用大陷胸汤治疗。无形之热、无形之气所致心下痞是柔软不硬的,治疗代表方剂为三黄泻心汤。

◆ **关于似痰非痰**

比较大陷胸汤和调胃承气汤

大陷胸汤方

大黄六两去皮　芒硝一升　甘遂一钱匕

上三味,以水六升,先煮大黄,取二升,去滓,内芒硝,煮一两沸,内甘遂末,温服一升。得快利,止后服。

调胃承气汤方

大黄四两去皮清酒洗　甘草二两炙　芒硝半升

上三味，以水三升，煮取一升，去滓，内芒硝，更上火微煮令沸，少少温服之。（第29条）

上三味，以水三升，煮取一升，去滓，内芒硝，更煮两沸，顿服。（第70条）

此外，关于调胃承气汤的服用方法，在第207条、《辨可下病脉症并治第二十一》第209条、《辨发汗吐下后病脉证并治第二十二》第247条中为顿服；在《辨发汗后病脉证并治第十七》第92条中为少少温服。

在此，将大黄、芒硝在大陷胸汤中温服一升和在调胃承气汤中顿服一升加以比较。

大陷胸汤：大黄三两　芒硝半升

调胃承气汤：大黄四两　芒硝半升

两方的药物用量基本相同，调胃承气汤中大黄多用了一两。大陷胸汤是用于治疗痰热的处方，大黄、芒硝的用量基本相同，但调胃承气汤却并不用于治疗痰热，而是针对性状类似痰热的病理产物。如，清浊混杂之物，在接受小肠第一分别作用之前，在里热等影响下其性状发生改变，无法被小肠分别而形成粘粘糊糊、近似于痰又并非痰的粘稠状物，此时仅用大黄无法应对，必须加入芒硝。这种性状发生变化的物质不是痰，但又近似于痰，故命名为"似痰非痰"之物。通读调胃承气汤的条文，并未见到"大便鞕"、"燥屎"等记述，所载不过"下利"、"溏"。由此可知，调胃承气汤不是用于治疗硬便，而是用于治疗"似痰非痰"，后者在排泄时近似"下利"。

小陷胸汤

条文

第138条 小结胸病,正在心下,按之则痛,脉浮滑者,小陷胸汤主之。

小陷胸汤方 黄连一两 半夏半升洗 瓜蒌实大者一枚

上三味,以水六升,先煮瓜蒌,取三升,去滓。内诸药,煮取二升,去滓,分温三服。

小陷胸汤结胸证与大陷胸汤证或大陷胸丸证相比,胸中痰热的程度较轻,水热互结的程度也不重。小陷胸汤证的胸气不利及心下不利的程度都较大陷胸汤证为轻,仅为胸中痰热,心下停饮。"按之则痛"提示无自发性疼痛或硬痛,疼痛也尚未波及少腹。病证以心下为著,当然主要病变在胸。

处方解析

瓜蒌实化胸中热痰(化痰),热痰被化解为接近痰湿的状态时,治以半夏。黄连清胸中之热。即用瓜蒌实清解水热互结形成的痰,分利为水(痰湿)和热,再分别用半夏、黄连治疗。

三物白散

条文

第141条 病在阳,应以汗解之。反以冷水潠之。若灌之,其热被劫不得去,弥更益烦,肉上粟起,意欲饮水,反不渴者,服文蛤散。若不差者,与五苓散。寒实结胸,无热证者，与三物小陷胸汤，白散亦可服。

白散方　桔梗三分　巴豆一分去皮心熬黑研如脂　贝母三分

上三味为散，内巴豆，更于臼中杵之，以白饮和服。强人半钱匕，羸者减之。病在膈上必吐，在膈下必利。不利，进热粥一杯。利过不止，进冷粥一杯。身热，皮粟不解，欲引衣自覆。若以水潠之洗之，益令热劫不得出，当汗而不汗则烦。假令汗出已，腹中痛，与芍药三两如上法。

一两＝四分＝二十四铢

第141条　病在阳，应以汗解之。反以冷水潠之。若灌之，其热被劫不得去，弥更益烦，肉上粟起，意欲饮水，反不渴者，服文蛤散。若不差者，与五苓散。寒实结胸，无热证者，与三物小陷胸汤，白散亦可服。

"寒实结胸无热证者，投与三物白散。对太阳伤寒病误行"水潠"、"灌"致寒实结胸而无热证者，宜与三物白散。"

条文中"与三物小陷胸汤，白散亦可服。"的部分应为"与三物白散"。

潠

根据《大汉和辞典》
①喷、洒。含着水喷洒；②冲洗；③喷出水。

对太阳伤寒误用喷洒冷水、沐浴冷水等治疗，皮部的寒邪与冷水的寒气、寒水相挟持，沿皮部回流路从皮部→胸传

变,胸中水寒互结,形成寒痰,成为"寒实结胸"。(图14)

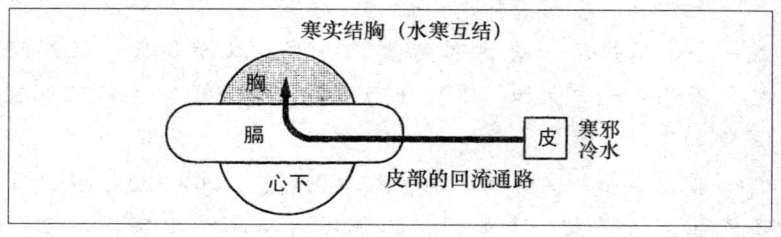

图 14

对寒实结胸,投与治疗热实结胸的三物小陷胸汤,显然是错误的,应与"三物白散"(《外台》桔梗白散:桔梗、贝母、巴豆)。三物白散即《外台》中的桔梗白散,由三味药构成,所有药物皆呈白色,故名为"白散"。

处方解析

桔梗、贝母具有化痰、散结的作用,巴豆为热性的峻下逐水药。三药相配伍,用于治疗水寒互结所致的胸中寒痰。

此外,在实际临床中,对较轻的寒实结胸,不便使用具有峻下作用的巴豆,改用以下处方也有一定疗效。

①桔梗 12g 贝母 15g 干姜 8~10g
②半夏 30g 瓜蒌实 15g 干姜 8~10g

瓜蒂散

条文

第166条 病如桂枝证,头不痛,项不强,寸脉微浮,胸中痞鞕,气上冲咽喉不得息者,此为胸有寒也。当吐之,宜瓜蒂散。

瓜蒂散方　瓜蒂一分熬黄　赤小豆一分

上二味，各别捣筛，为散已，合治之。取一钱匕，以香豉一合，用热汤七合煮作稀糜，去滓，取汁和散，温顿服之。不吐者，少少加。得快吐乃止。诸亡血虚家，不可与瓜蒂散。

第324条　少阴病，饮食入口则吐。心中温温欲吐，复不能吐。始得之，手足寒，脉弦迟者，此胸中实，不可下也，当吐之。若膈上有寒饮，干呕者，不可吐也，当温之，宜四逆汤。

第355条　病人手足厥冷，脉乍紧者，邪结在胸中，心下满而烦，饥不能食者，病在胸中，当须吐之，宜瓜蒂散。

《金匮·腹满寒疝宿食病脉证治第十》
第27条　宿食在上脘，当吐之，宜瓜蒂散。

瓜蒂散总论

胸的病证有热实结胸、寒实结胸、胸中无形之热的不同，分别治以大陷胸汤、小陷胸汤、三物白散、栀子豉汤类方。

与此相对，胸有寒、胸中实、邪结在胸用的是瓜蒂散。此外，瓜蒂散亦可用于宿食在上脘。瓜蒂散用于治疗疾病的进程中寒邪结于胸中所呈现的各种各样症状。

胸中存在寒邪时，胸、膈、心下的升降出入不利，影响到气的正常循行可出现以下症状。

胸中痞鞕，气上冲咽喉不得息

胃气不得沿胸→肺上升，而是从胃→肾→上冲。（气的上冲）

饮食入口则吐。心中温温欲吐，复不能吐

因胸、膈、心下升降不利，诱发胃气上逆。（胃气上逆）

手足寒，手足厥冷

因胸、膈、心下升降出入不利，胃气不得输布至脉外、皮部，呈现寒象。

```
                        ┌→心包→脉外之气（↙）
胃气→心下、膈、胸→肺
                        └→皮 ──→皮气（↙）
```

心下满而烦，饥不能食

因胸气不利，胃气在心下出现过剩，化热则"心下满而烦"。同时胃中胃气也出现过剩，化生为热则"饥"，胸中有寒则"不能食"。

宿食在上脘

这里的宿食，不同于大承气汤证中的宿食，而是指阻滞在上脘的胃中食物残渣。为了使胃排空，采用催吐法，选用了瓜蒂散。

总之，瓜蒂散用于胸中寒邪，或上脘有宿食。尤其适用于治疗胸中有寒邪、胸气不利所引发的诸多症状。以瓜蒂散行吐法，强制诱发胃气暂时上逆，胃中因而空虚，胸中寒邪得以从膈降至心下并被祛除。与三物白散不同，瓜蒂散不能用于胸中黏腻寒痰证，而适用于驱逐胸中无形的寒邪，或是较易涤荡的寒饮。需要指出的是，第324条所述饮食入口出现呕吐，之后恶心不缓解，用瓜蒂散再次催呕后治愈，似乎有一点自相矛盾。总之本意在于诱发呕吐，不管是利用食物催吐、还是伸进手指探吐或服用瓜蒂散催吐，方式可自由选择。且由本条文可知，一次催吐不成功时，需要继续数次催

吐。(图 15)

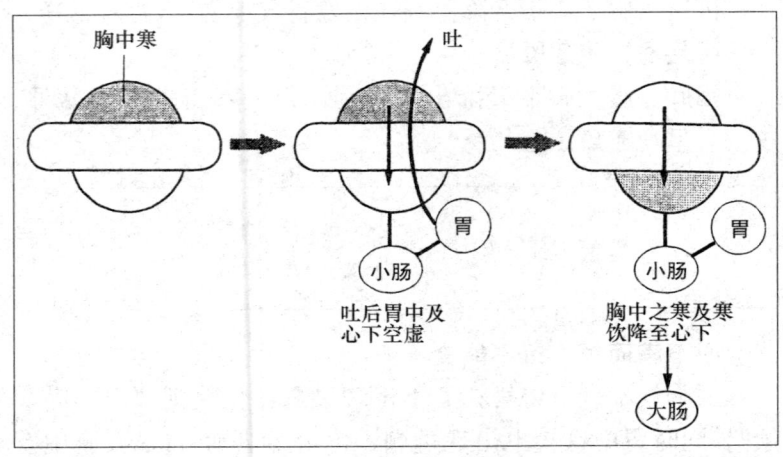

图 15

处方解析

针对胸中寒邪，以苦寒的瓜蒂为君药，佐以酸平的赤小豆。二药相配伍，酸苦涌泄，诱发呕吐。香豉汁可保护胃气。

第 324 条……若膈上有寒饮，干呕者，不可吐也，当温之，宜四逆汤。

寒饮由虚寒证而非实寒证所致，其贮留在膈和胸时，不能投与瓜蒂散，应当使用具有温煦作用的四逆汤治疗。瓜蒂散证的脉象呈"微浮"、"弦迟"、"乍紧"等实脉；而四逆汤的脉象一般呈"沉细"（虚脉），从脉象即可区分虚实。

一物瓜蒂汤（瓜蒂汤）

条文

《金匮·痉湿暍病脉证第二》

第28条　太阳中暍，身热疼重，而脉微弱，此以夏月伤冷水，水行皮中所致也。一物瓜蒂汤主之。

一物瓜蒂汤方　瓜蒂二十个

上剉，以水一升，煮取五合，去滓顿服。

《金匮·黄疸病脉证并治第十五》

第23条　附方　瓜蒂汤　治诸黄。

《金匮·痉湿暍病脉证第二》

第28条　太阳中暍，身热疼重，而脉微弱，此以夏月伤冷水，水行皮中所致也。一物瓜蒂汤主之。

从以上两条的条文内容可知，瓜蒂汤用于治疗湿热。我没有使用经验。

胸痹、心痛

条文

《金匮·胸痹心痛短气病脉证治第九》

第1条　师曰：夫脉当取太过不及，阳微阴弦，即胸痹而痛，所以然者，责其极虚也。今阳虚知在上焦，所以胸痹心痛者，以其阴弦故也。

第2条　平人，无寒热，短气不足以息者，实也。

第3条　胸痹之病，喘息咳唾，胸背痛，短气，寸口脉沉而迟，关上小紧数，瓜蒌薤白白酒汤主之。

瓜蒌薤白白酒汤方　瓜蒌实一枚捣　薤白半升　白酒七升

上三味，同煮取二升，分温再服。

第4条　胸痹，不得卧，心痛彻背者，瓜蒌薤白半夏汤主之。

瓜蒌薤白半夏汤方　瓜蒌实一枚　薤白三两　半夏半斤　白酒一斗

上四味，同煮取四升，温服一升，日三服。

第5条　胸痹，心中痞，留气结在胸，胸满，胁下逆抢心，枳实薤白桂枝汤主之，人参汤亦主之。

枳实薤白桂枝汤方　枳实四枚　厚朴四两　薤白半斤　桂枝一两　瓜蒌一枚捣

上五味，以水五升，先煮枳实、厚朴，取二升，去滓，内诸药，煮数沸，分温三服。

人参汤方　人参　甘草　干姜　白术各三两

上四味，以水八升，煮取三升，温服一升，日三服。

第6条　胸痹，胸中气塞，短气，茯苓杏仁甘草汤主之，橘枳姜汤亦主之。

茯苓杏仁甘草汤方　茯苓三两　杏仁五十个　甘草一两

上三味，以水一斗，煮取五升，温服一升，日三服。不差更服。

橘枳姜汤方　橘皮一斤　枳实三两　生姜半斤

上三味，以水五升，煮取二升，分温再服。肘后千金云，治胸痹，胸中愊愊如满，噎塞，习习如痒，喉中涩唾燥沫。

第7条　胸痹缓急者，薏苡附子散主之。

薏苡附子散方　薏苡仁十五两　大附子十枚炮

上二味，杵为散，服方寸匕，日三服。

第8条　心中痞，诸逆心悬痛，桂枝生姜枳实汤主之。

桂枝生姜枳实汤方　桂枝三两　生姜三两　枳实五枚

上三味，以水六升，煮取三升，分温三服。

第9条　心痛彻背，背痛彻心，乌头赤石脂丸主之。

赤石脂丸方　蜀椒一两　乌头一分炮　附子半两炮　干姜一两　赤石脂一两

上五味，末之，蜜丸如梧子大，先食服一丸，日三服。不知稍加服。

第10条　久痛丸　治九种心痛

附子三两炮　生狼牙一两炙香　巴豆一两去皮心熬研如脂　人参　干姜　吴茱萸各一两

上六味，末之，炼蜜丸如梧子大，酒下，强人初服三丸，日三服。弱者二丸。兼治卒中恶，腹胀痛，口不能言。亦治连年积冷，流注心胸痛，并冷冲上气，落马坠车血疾等，皆主之。忌口如常法。

胸痹总论

1. 胸痹、心痛、短气的区别

位于膈之上的脏有心（心包）和肺，位于膈之上的器官有胸。心位于胸中，由心包包裹。心、心包、肺、胸这四个器官脏腑发挥着各自的生理功能。（图16）

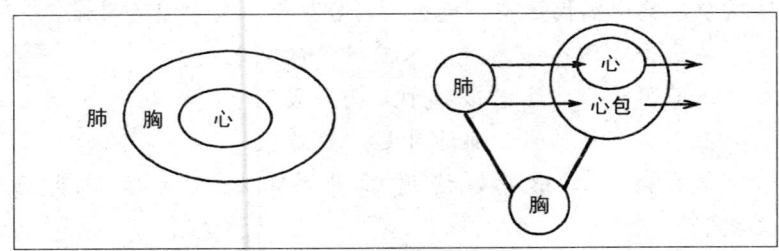

图16

（1）心和心包的关系

心和心包作为一个整体来发挥作用。中医学认为心包是包裹心的膜，具有保护心的作用。心具有①主血、主血脉；②主神志、藏神的功能。心的功能虽归属于心，但必须借助心包才得以完成。心包这一实体构造养心护心。心功能的实现离不开从心包供给的气津，以及由心包络供给的血。（图17）

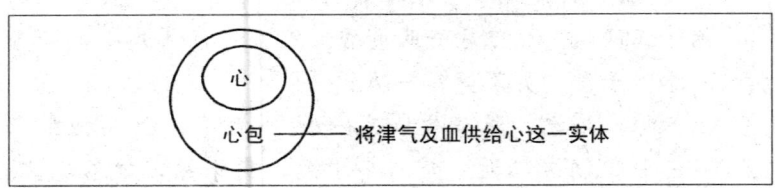

图17

(2) 心、心中和胸的不同

心有两层含义：①五脏之一的心。②心这一脏所在之处（心所在之处）。

心中有时指②之意，有时是指"心下"，如大柴胡汤的"心中痞鞭"。

胸是指膈以上不属于肺的部分，在西医相当于纵隔。胸所代表的范围较心、心中更为广泛。与此同时，这些词又每每被赋予相同的用法。（图18）

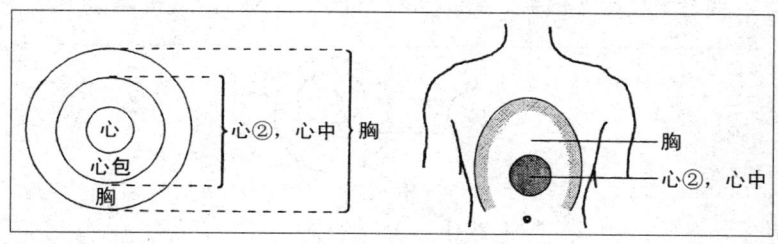

图 18

痹

据《大汉和辞典》

①发麻；②风湿；③箭之名；④排列；⑤通"痱"；⑥成为"痹"

2. 胸痹的症候

脉：阳微阴弦，寸口脉沉而迟，关上小紧数

痛：胸背痛，心痛彻背，背痛彻心

满痞：心中痞，胸满，胸中气塞

呼吸：喘息，咳唾，短气，不得卧

胸痹的主要症候有胸背痛、心痛彻背等胸、心、背的疼痛，以及喘息、咳唾、短气或不得卧等呼吸系统的症状。此外还包括心中痞、胸满、胸中气塞等心下、胸气不利的症状。

3. 胸痹的病理

胸痹证的主要病理有两种：①胸气不利；②心包络不通。

①气津从胸向心包的供给通路受阻。（图19）
病因为痰（热痰、寒痰等）、饮（痰湿）、气滞等。

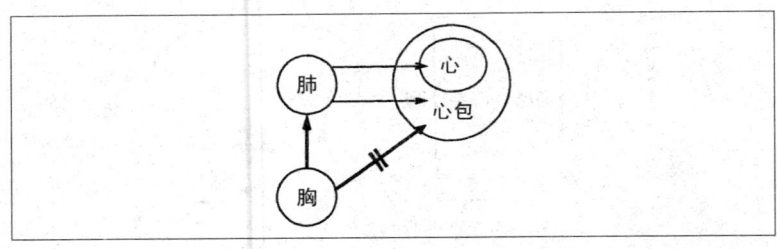

图 19

若胸气不利，从胸至肺的通路也会受到阻碍。

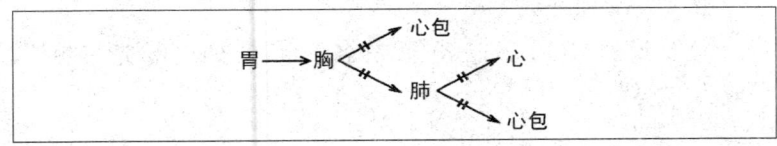

②由于心包络不通，心包、心得不到血的滋养而生胸痹。此外第①气津不得从胸供给至心包时，也继发地造成心包络不通。

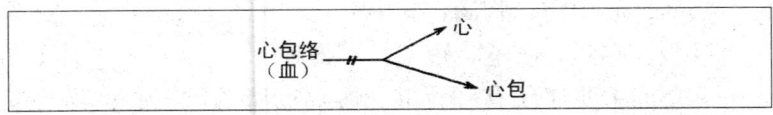

与此相对，结胸证是水热（或水寒）互结成痰停留于胸。胸痹证的病因不仅有痰，还有其他病因（水湿、气滞、瘀血），故不用"结"字（互结之意），而是用了"痹"字（闭塞不通之意）。对于心这一实体构造而言，胸痹或由于胸的功能失调，或由于病理产物造成胸气无法供给，或由于心包络不通所致。胸气不利影响到肺时便出现呼吸系统的症状（喘息、气短等）。对于心包、心这一实体构造，气津是由胸供给，血的供给当然是在心功能（心主血、心主血脉）的作用下，从络（心→心包络）而来。

4. 胸痹的治法

如前所述，胸痹是由于胸、心包的痰、饮、气滞等造成气津不能养心，心包络不通。此外除痰饮、气滞等病因外，有时寒冷刺激等也可以直接引起心包络不通。为此必须进行化痰、化饮、行气、通络的治疗。然而在通络治疗时，通常的活血化瘀法的效果过于缓慢，必须同时快速地推动络中之血、脉外之气。因此在选择治疗药物上，不用当归、川芎、芍药、丹参、桃仁等所谓活血药，而是使用了薤白、桂枝以及乌头、附子等强力通络药物。一旦心包络开通，之后为防止再次堵塞，用当归、川芎、芍药、丹参、桃仁等活血药物是有效的。

在现代中医学中，治疗胸痹的方剂有冠心一号（瓜蒌、薤白、半夏、桃仁、红花、蒲黄、五灵脂）和冠心二号（川芎、芍药、红花、丹参、降香）。这些治疗方法是随着现代医学诊断方法的进步，认识到血管狭窄或闭塞为胸痹的病理所在，即认识到瘀血的存在而提出的。诱发血管狭窄的因素与血管狭窄后供血不足，这两者之间即便存在因果关系也必须区分看待。

西洋医学认为冠状动脉狭窄一般是由于血管内壁粥样硬

化所造成。安静时冠状动脉的闭塞如果不超过90%，运动负荷时冠状动脉的闭塞如果不超过75%，是不会出现自觉症状。血管内壁粥状硬化，在汉方上可归为"痰"。粥样硬化超过某种程度，出现血流异常时为"血瘀"。

西医称为心绞痛、不稳定心绞痛、心肌梗塞等疾病，都是先有粥样硬化，或再加上内膜破裂，血栓快速形成所致。如前所述，其病理变化在汉方上与"痰"、"瘀"相关。重症心肌梗塞等，在古代无疑是死证，而现代医学已能在很大程度上挽回生命。简单地认为胸痹＝心绞痛、心肌梗塞，无视现代医学对急性发作期的治疗处置，仅采用汉方治疗的提案是危险的。但对于慢性心绞痛、急性发作之后的病证，在临床上并用中药治疗是有一定的效果。

汉方医学	西洋医学
痰	粥样硬化
瘀	狭窄、闭塞 内膜破裂导致血栓快速形成

5. 胸痹中的寒热问题

探讨一下胸痹发作前人体的寒热虚实。现在认为精力较充沛，工作努力，责任感强的人（A类型）一般容易发生胸痹，此类型多为热证，虚证不多。另一方面，因其他疾患住院的老人，多卧床不起，面色发青，倦怠感强，胸痹发作前的状态怎么看都属于寒，存在虚象。然而无论哪种情况，胸痹一旦发作即面色苍白，严重时伴有冷汗。这是由于病理产物（痰、饮等）造成胸阳不振，肺、心不得养，心包络不通。即便之前为热证，此时也因胸气被阻断，阳气不得循行，瞬间呈现出寒证。如同给精力充沛热证之人浇上冷水，关入冷冻室，转瞬间此人也会面色苍白、恶寒冷战，即热证瞬间变为寒证。将其从冷冻室放出移至温暖的地方，予服热饮即可缓解。同样，胸痹一旦发生，即为阳气不振，属寒证，与发病之前的寒热状态毫无关系。此时治疗上应针对病理产物进行豁痰散结，达到温通阳气的目的。一旦胸阳得以恢复，此人很可能再次呈现出热证。

参考：我曾经用牛黄来治疗心绞痛，1次用100mg，取得了一定效果，这是题外话。所用药物与乌头赤石脂丸及九痛丸迥然不同，共通之处在于通络。

瓜蒌薤白白酒汤、瓜蒌薤白半夏汤

条文

第3条　胸痹之病，喘息咳唾，胸背痛，短气，寸口脉沉而迟，关上小紧数，瓜蒌薤白白酒汤主之。

瓜蒌薤白白酒汤方　瓜蒌实一枚捣　薤白半斤　白酒七升

上三味，同煮取二升，分温再服。

第4条　胸痹，不得卧，心痛彻背者，瓜蒌薤白半夏汤主之。

瓜蒌薤白半夏汤方　瓜蒌实一枚　薤白三两　半夏半斤　白酒一斗

上四味，同煮取四升，温服一升，日三服。

条文解析

第3条　胸痹之病，喘息咳唾，胸背痛，短气，寸口脉沉而迟，关上小紧数，瓜蒌薤白白酒汤主之。

第4条 胸痹,不得卧,心痛彻背者,瓜蒌薤白半夏汤主之。

胸痹之病或由于阴阳失调,或由于病理产物(痰、瘀等)造成胸气不得循行(胸阳不振),痰浊、饮、水湿等乘虚内生而形成。心包的气津供应也受到阻碍,心包之络不通,因此胸、肺、心包的症状同时显现出来。

瓜蒌薤白白酒汤证是由于胸阳不振,胸中痰浊内生,致使胸气与心包、肺不得接续,出现"喘息"、"咳唾"、"短气"等肺的症状。胸气不能滋养心包,心包之络不通,引发"胸背痛"。(图20)

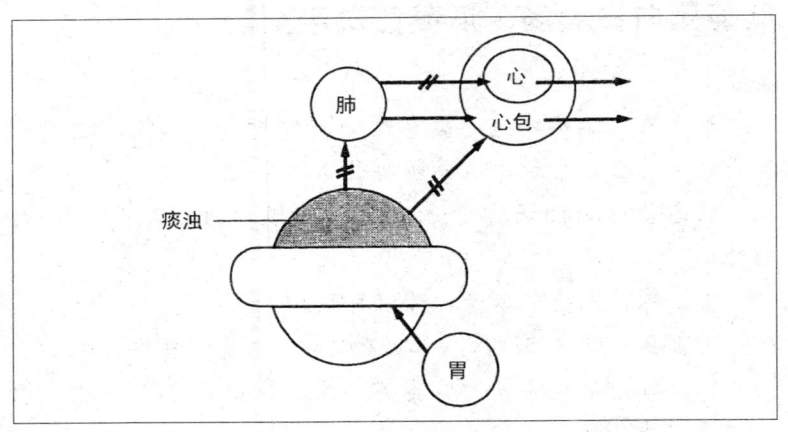

图20

瓜蒌薤白半夏汤证为痰浊和饮并存胸中。饮不仅在胸,还可能停留在膈、心下,因此胸气不利的程度较瓜蒌薤白白酒汤证更加严重。胸气与肺不得接续则"不得卧",胸气不养心包,心包络不通则"心痛彻背"。(图21)

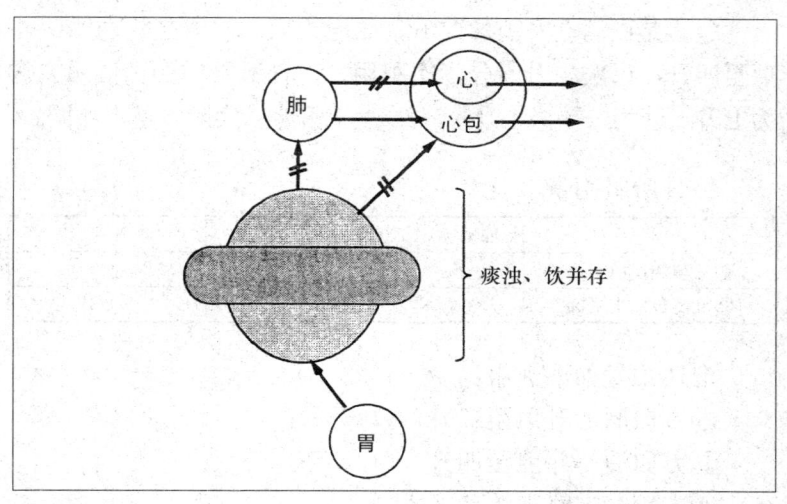

图 21

处方解析

　　胸痹之病是由于胸气不得循行（胸阳不振），痰浊及水饮乘虚内生所致。因此心包的气津也不得循行，心包络不通而同时出现了胸、肺、心包的症状。两张处方极为相似，就症状而言，瓜蒌薤白半夏汤的症状更为严重。

| 瓜蒌薤白白酒汤——喘息，咳唾，短气，胸背痛 |
| 瓜蒌薤白半夏汤——不得卧，心痛彻背 |

	瓜蒌实	薤白	白酒	半夏
Ⓐ瓜蒌薤白白酒汤	一枚	半斤	七升	
Ⓑ瓜蒌薤白半夏汤	一枚	三两	一斗	半斤

　　从处方内容来看，两方皆用白酒代替水来进行煎煮，Ⓑ方是在Ⓐ的基础上加入半斤半夏。反之Ⓑ方中的薤白，从半斤（八两）减为三两，白酒从七升增加为一斗（十升）。

Ⓐ方是白酒七升煎取二升，分温再服。Ⓑ方是将白酒一斗煎至四升，每次一升，分三次服用。一日所服用的白酒量，Ⓐ为七升，Ⓑ为一斗（十升）×3/4＝七升半，实际上基本相同。

一日所服用量

	瓜蒌实	薤白	白酒	半夏
Ⓐ瓜蒌薤白白酒汤	1个	8两	7升	
Ⓑ瓜蒌薤白半夏汤	3/4个	2.2两	7.5升	3.8升

上述用量如下煎服：
Ⓐ方白酒七升煎至二升。（1/3.5）
Ⓑ方白酒一斗煎至四升。（1/2.5）
Ⓐ方较Ⓑ方略散浓煎。

综合以上分析，Ⓐ瓜蒌薤白白酒汤，病理以痰浊为主，重点应放在豁痰散结。Ⓑ瓜蒌薤白半夏汤，病理上也存在痰浊，但量较Ⓐ为少。因并存有饮，胸气不利的程度反而更为严重。因此在Ⓑ方中，减少具有强力豁痰作用的薤白的用量，加入具有除饮作用的半夏（瓜蒌实变为3/4个，也稍减量）。白酒的每日升量大致相同。

瓜蒌薤白白酒汤：痰浊
瓜蒌薤白半夏汤：痰浊＋水饮

一般认为酒发挥着温通作用，但煎煮时酒精成分挥发，其作用势必减弱。毋宁说酒是米的精微，血是人体的精微，就同气相求的观点而言，酒具有引导其他药物进入血分的作用。此外引导其他药物入血分也就意味着促使其他药物上行（胃→心下→膈→胸→肺→心、心包）。还需要意识到，在现代药理学上可用酒精来萃取药物。

薤

本经（中品）：

味辛，温。主金疮疮败，轻身，不饥耐老。

别录（中品）：

味苦，无毒。归骨，菜芝也。除寒热，去水气，温中，散结，利病人。诸疮中风寒水肿以涂之。

由《本经》"味辛，温。主金疮疮败"可知，薤白对血分具有某些作用。需急速推动血脉中的血时，当归、川芎等所谓血分药的作用过于缓慢，难以快速应对胸痹之痛，因此治疗胸痹使用了能快速同时推动脉中、脉外的桂枝、薤白等。白酒有助于使药效到达血分（是否与现代用酒精提取有关？）。

枳实薤白桂枝汤、人参汤

条文

第5条　胸痹，心中痞，留气结在胸，胸满，胁下逆抢心，枳实薤白桂枝汤主之，人参汤亦主之。

枳实薤白桂枝汤方　枳实四枚　厚朴四两　薤白半斤　桂枝一两　瓜蒌一枚捣

上五味，以水五升，先煮枳实，厚朴，取二升，去滓，内诸药，煮数沸，分温三服。

人参汤方　人参　甘草　干姜　白术各三两

上四味，以水八升，煮取三升，温服一升，日三服。

条文解析

第5条　胸痹，心中痞，留气结在胸，胸满，胁下逆抢心，枳实薤白桂枝汤主之，人参汤亦主之。

这两张处方都是针对胸痹，因此除上述症状以外，也可用于治疗胸痹常见的其他症状。心下痞塞，留气结于胸故胸满、胸痛，后者宛如用枪从胁下上顶。心下、胸之气升降不利、不得运行而处于停滞状态，此时胃气暴发性地上冲，引起剧烈疼痛。

参考条文

《千金》胸痹第七

治胸痹，心中痞，气结在胸，胸满胁下逆抢心。

枳实薤白桂枝汤方　枳实四两（四枚）　厚朴三两　薤白一斤　瓜蒌实一枚　桂枝一两

上五味，㕮咀，以水七升，煮取二升半，分温再服。

仲景方，厚朴用四两，薤白半斤，水五升，煮取二升。

《外台秘要方》卷第十二"胸痹心下坚痞缓急方四首"的枳实汤（枳实薤白桂枝汤）与《金匮要略》相同，薤白、瓜蒌实、桂枝只煎二三沸。

在宋版《金匮要略》中，枳实薤白桂枝汤的煎法为薤白、瓜蒌实、桂枝只煎 2~3 秒，数沸即可（同《外台秘要》）。半斤薤白（约120g，《千金》为一斤），如此大量药物不可能仅凭数沸来提取，同时全瓜蒌也不属于煎数沸便有效的药物。因此关于本方的煎法，《千金》的煎法（上五味，以水七升，煎取二升半）更为合理。此外《辅行诀》大补心汤记载为（瓜蒌一枚，薤白八两，半夏半斤，枳实二两，厚朴二两，桂枝一两）以水一斗（四升），煮取二升，每服二升。

枳实薤白桂枝汤证是由于痰浊存在于胸中，引起胸、心下升降不利。胃气暴发性冲向出现气机不利的心下、胸，引起剧烈的胸痛。

由于日常不养生，致使胸中生痰浊，但未引发胸气不利。如果再有压力（精神方面、气候、饮食不节等），最终会导致胸气不利，发展为胸痹。胸痹一旦发作则胸阳不振，阳气无法与脉中、脉外、皮部接续，出现颜面苍白、冷汗。在发展为胸痹之前，胸中之痰有可能是热痰、也有可能是寒痰。（图 22）

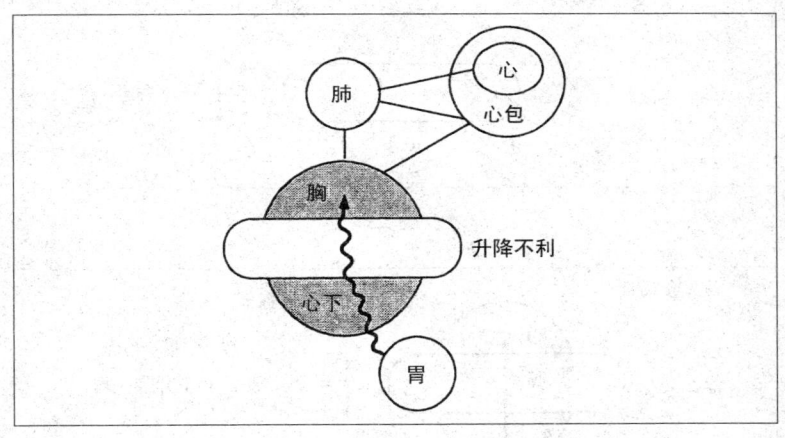

图 22

◆胁下逆抢心

枪作为过去战斗中使用的武器，是极为平常之物。用枪从胁下向上戳，说明作者们肯定耳闻目睹了死亡士兵的临终状态。因此"胁下逆抢心"（好似用枪从胁下扎戳一般疼痛），未必是用来比喻气的运行，而是表现了胸部剧烈疼痛的程度。

人参汤证是胃气不足，守胃功能衰弱，可见胃中及心下生饮。不能内守的胃气，有时从心下过度上升至胸，超越了胸、心下的升降能力，造成胸、心下之气不得升降，出现"心中痞"、"气结在胸"、"胸满胁下逆抢心"等症状。前面所述的枳实薤白桂枝汤证的主要病理在于胸中痰浊（实）以及胸、心下气滞（实）；而人参汤证的主要病理在于胃气不足（虚）所引发的守胃功能失调。症状看似相同，虚实、病理机制却截然不同。（图23、24）

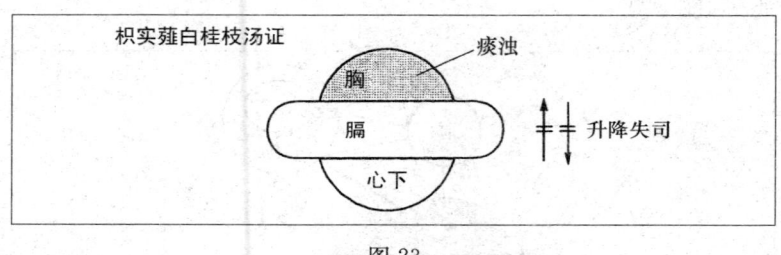

图23

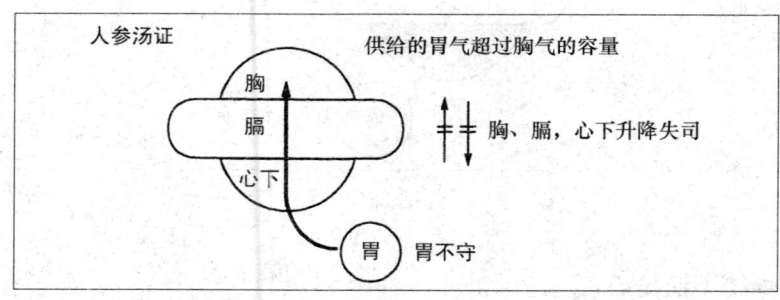

图24

处方解析

枳实薤白桂枝汤：枳实、厚朴降气；薤白、瓜蒌实、桂枝通阳豁痰散结；枳实、厚朴、薤白、桂枝相配伍又可调整胸气升降。通过使用以上五味药物，调达心下、胸之气，达到治疗心痛的目的。如前所述，煎法采用《千金》的方法。

人参汤：人参、甘草补胃气不足，改善守胃功能失调；白术、干姜祛除胃中及心下之饮。此外，干姜可暖胃，并使胃气供应至全身。

茯苓杏仁甘草汤、橘枳姜汤

条文

《金匮·胸痹心痛短气病脉证治第九》

第6条 胸痹，胸中气塞，短气，茯苓杏仁甘草汤主之，橘枳姜汤亦主之。

茯苓杏仁甘草汤方 茯苓三两 杏仁五十个 甘草一两

上三味，以水一斗，煮取五升，温服一升，日三服。不差更服。

橘枳姜汤 橘皮一斤 枳实三两 生姜半斤

上三味，以水五升，煮取二升，分温再服。肘后千金云，治胸痹，胸中愊愊如满，噎塞，习习如痒。喉中涩唾燥沫。

条文解析

《金匮·胸痹心痛短气病脉证治第九》

第6条 胸痹，胸中气塞，短气，茯苓杏仁甘草汤主之，橘枳姜汤亦主之。

胸中停饮引发胸痹，短气者茯苓杏仁甘草汤主之。胸气闭塞，胸气不利引发胸痹，短气者橘枳姜汤主之。

处方解析

茯苓杏仁甘草汤：茯苓、杏仁祛除胸中之饮（稀薄近似水湿的饮)。甘草守胃，防止胃气过度上升至胸而阻碍饮的下降。

橘枳姜汤：橘皮、枳实降胸气，生姜鼓舞上提胃气，使胸的升降得以恢复，改善胸气不利。

此外本方还可用于某些伴有停饮的病证。

对"胸痹，胸中气塞，短气"采取了同病异治（两个处方）。茯苓杏仁甘草汤证为胸中之饮所致，而橘枳姜汤为胸中气滞所致。病虽相同但其病理各异，故采用不同处方施治。

茯苓杏仁甘草汤不仅能祛除胸中之饮，还可祛除血中过剩的津液以及心包中的饮，甚至可祛除皮水。（图25）

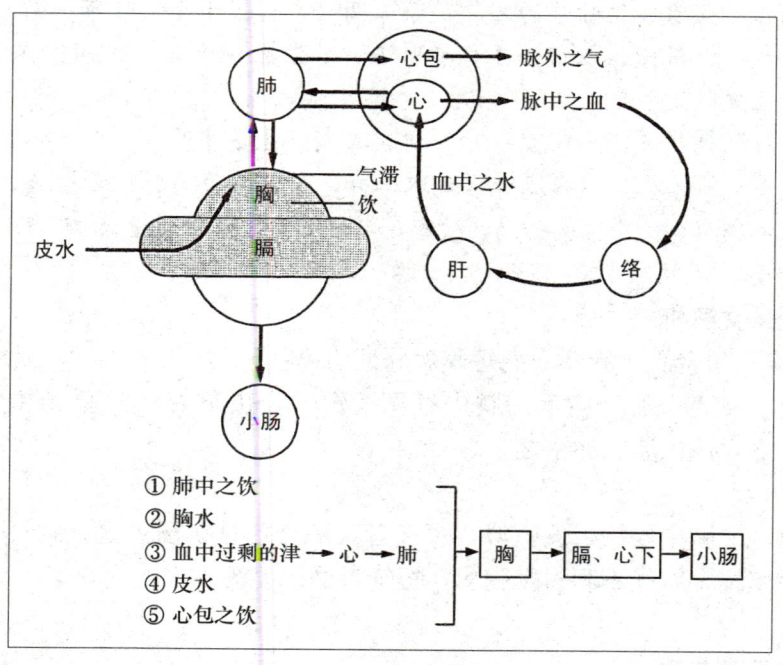

图 25

真武汤也具有同样功效，尤其芍药和茯苓这对药物具有同样作用。在真武汤中，通过并用芍药和白术，促使腹水、肌水向心下回流。

心　痛

心痛有真心痛（heart pain）和心下痛两种。

1. 真心痛

乌头赤石脂丸

条文

《金匮·胸痹心痛短气病脉证治第九》

第 9 条　心痛彻背，背痛彻心，乌头赤石脂丸主之。

赤石脂丸方　蜀椒一两一法二分　乌头一分炮　附子半两炮一法一分　干姜一两一法一分　赤石脂一两一法二分

上五味，末之，蜜丸如梧子大，先食服一丸，日三服。

条文解析

《金匮·胸痹心痛短气病脉证治第九》

第 9 条　心痛彻背，背痛彻心，乌头赤石脂丸主之。

因心包络不通导致真心痛。

处方解析

用赤石脂丸逼络。

九痛丸

条文

《金匮·胸痹心痛短气病脉证治第九》

第10条 九痛丸 治九种心痛。

附子三两炮 生狼牙一两炙香 巴豆一两去皮心熬研如脂 人参 干姜 吴茱萸各一两

上六味，末之，炼蜜丸如梧子大，酒下，强人初服三丸，日三服。弱者二丸。兼治卒中恶，腹胀痛，口不能言。又治连年积冷，流注心胸痛，并冷冲上气，落马坠车血疾等，皆主之。忌口如常法。

梧子大：约0.3g

处方解析

用通络来治疗心痛以及其他各种疼痛。

九种心痛：《千金要方》卷十三

①虫心痛 ②注心痛 ③风心痛 ④悸心痛 ⑤食心痛
⑥饮心痛 ⑦冷心痛 ⑧热心痛 ⑨去来心痛

《千金要方》中列举了九种心痛。对冷心痛、热心痛这两种寒热迥异的心痛同样投与九痛丸，使人颇生兴趣。

薏苡附子散

条文

《金匮·胸痹心痛短气病脉证治第九》
第7条 胸痹缓急者,薏苡附子散主之。
薏苡附子散方 薏苡仁十五两 大附子十枚炮
上二味,杵为散,服方寸匕,日三服。

方寸匕=1~2g

条文解析

《金匮·胸痹心痛短气病脉证治第九》
第7条 胸痹缓急者,薏苡附子散主之。

胸痹之病,当正气充足时并无症状表现,当外界压力(寒冷等)或阴阳失调等造成正气一时性略衰,正气的通络作用减弱时,便会发作胸痛、胸闷等"胸痹缓急"症状。

处方解析

薏苡仁在《本经》中记为,"治筋拘挛不可屈伸。风湿痹。下气。"薏苡附子散是将薏苡仁十五两(约225g),炮大附子十枚(300g)打成粉末,每次少量服用约一方寸匕(约1~2g)。笔者所在医院,一方寸匕薏苡附子散为1.8g,由此核算出每次所服用的药量,薏苡仁为0.77g,附子为1.03g。

$$薏苡仁 1.8 \times \frac{225}{525} \approx 0.77g$$

$$附子 1.8 \times \frac{300}{525} \approx 1.03\text{g}$$

1.03g 炮附子增强了人体固有的通络功能。0.77g 薏苡仁未必具有直接祛湿的作用，但可以增强人体固有的祛湿功能。综上，薏苡附子散增强了正气的通络祛湿作用，可应对心包络闭塞所致的"胸痹缓急"。即以少量散剂，鼓舞某些人体生理机能，改善病理状态。

◆ **有关活血化瘀与通络**

络血未发生质变，仅是络不通（即不太通畅）的病证，用桂皮、乌头、附子等通络即可。造成络不通的原因有寒、湿、气虚等。而另一方面，络不通持续一段时期后，血发生质变，仅通络就无效了，必须在活血化瘀法的基础上通络。对急性络不通引发的疼痛等，以通常的活血化瘀难以奏效，必须强力通络。

薏苡附子败酱散

条文

《金匮·疮痈肠痈浸淫病脉证并治第十八》

第3条　肠痈之为病，其身甲错，腹皮急，按之濡如肿状，腹无积聚，身无热，脉数，此为腹内有痈脓，薏苡附子败酱散主之。

薏苡附子败酱散　薏苡仁十分　附子二分　败酱五分

上三味，杵为末，取方寸匕，以水二升，煎减半，顿服。小便当下。

参考条文

《金匮·百合狐惑阴毒病证治第三》

第13条　病者脉数，无热微烦，默默但欲卧，汗出。初得之三四日，目赤如鸠眼，七八日目四眦黑，若能食者，脓已成也。赤小豆当归散主之。

赤小豆当归散方　赤小豆三升浸令芽出曝干　当归

上二味，杵为散，浆水服方寸匕，日三服。

条文解析

第3条　肠痈之为病，其身甲错，腹皮急，按之濡如肿状，腹无积聚，身无热，脉数，此为腹内有痈脓，薏苡附子败酱散主之。

当正气充足，邪相对强大时，肠痈会表现为疼痛发热。当正气充足，邪相对较弱时，将要引发的肠痈可能被正气之力制压。当正气（气血）不足，邪相对较弱但未被正气击退时，局部就会产生局限性、较弱的邪正斗争。由于正气未受到鼓舞，不会生热则"身无热"。长时间局部邪正斗争的结果，局部过剩的气郁而化热，蒸腐肠的局部络血，形成脓（血败或者脓）。脓贮留在腹皮下某一部位，可触到柔软的肿块，该部位的腹皮绷紧，"此为腹内有肠痈"、"腹皮急"、"按之濡如肿状"。"腹无积聚"提示并非明显的有形的坚硬肿块。腹内形成的肠痈呈慢性变化，因局部郁热血败成脓，原本气血不足的状态进一步恶化。气血更加不足，不得滋养皮肌之络，皮肌枯燥则见"其身甲错"。阴血不足及腹中局部之热反映在脉象上，呈"数"脉。从上述病理来看应该为"细数"脉。

参考:

《黄帝内经灵枢》营卫生会篇

"卫气行于阴二十五度,行于阳二十五度,分为昼夜,故气至阳而起,至阴而止。"(卫气白昼在阳循行二十五周)

《黄帝内经灵枢》本脏

"卫气者,所以温分肉,充皮肤,肥腠理,司开合者也。"
皮肤的润泽,需要气血两方面的支持。

肠痈中邪与正气的关系

	正气	邪气	症状
1	强	弱	自然治愈
2	强	强	邪正斗争明显,症状严重
3	弱	强	危险状态(死)
4	弱	弱	慢性局部邪正斗争

薏苡附子败酱散用于第 4 类,大黄牡丹皮汤用于第 2 类病证。

处方解析

将三味药研为散,取一方寸匕,用二升(约合现代的 400ml)水煎煮至一半,顿服。总之每味药的用量都很少。附子具有通络,薏苡仁具有排脓,败酱具有清热作用,由此人体生理上的通络、排脓、清热作用得以提高,肠痈得以治愈。

◆以通络为目的的丸散药物

九痛丸、赤石脂丸、薏苡附子散(薏苡附子败酱散)

如前所述,九痛丸不仅用于九种不同病因诱发的心痛,也可用于腹痛、跌打痛。总而言之，九痛丸适用于各种病因所致疼痛性疾患，简直类似于现代医学的止痛药。从中医学辨证论治出发，恐怕很难理解九痛丸既可用于因热引发的心痛（热心痛），又可用于因寒引发的心痛（冷心痛）。然而所谓"疼痛"，不论病因、原因为何，所在局部、器官都存在络不通。无论何种病因，首先改善络不通即可减轻疼痛。具体运用如赤石脂丸、薏苡附子（败酱）散时都可以遵循以上思路。对所有的络不通可少量服用由乌头、附子、蜀椒、巴豆、干姜、吴茱萸、细辛等有毒或刺激性较强的药物打粉制成的丸剂或散剂，目的在于激活人体自有的通络功能。不论在炎热之地或是在寒冷之地，人们通过食用辛辣的辣椒，利用其温通作用，精力充沛地生活，此时主要目的在于温通，与寒热并无太大关系。

赤丸

条文

《金匮·腹满寒疝宿食病脉证治第十》

第16条　第16条　寒气厥逆，赤丸主之。

赤丸方　茯苓四两　乌头二两炮　半夏四两洗一方用桂细辛一两千金作人参

上四味，末之，内真朱为色，炼蜜丸如麻子大，先食酒饮下三丸，日再夜一服，不知，稍增之，以知为度。

条文解析

第16条　寒气厥逆，赤丸主之。

对寒气引起的四肢厥冷，用酒送服麻子大的赤丸三丸来治疗。白天二次，夜一次，共服用三次。1粒麻子仁约为0.02g，"比麻子仁略重的丸药"约为0.03～0.05g，如此该丸药重约梧子大（约0.3g）的1/10。如同将0.05g红辣椒、0.05g胡椒放入口中就感到非常辣一样，服用极少量的赤丸，很难说是药物直接发挥了温煦作用，不如说通过服用极少量的丸药，刺激机体原有的温通功能，结果达到治愈厥逆的目的。我认为上述认识更为妥切。

处方解析

乌头运行脉中、脉外卫气，通络止痛。细辛鼓舞肾气，使后通卫气外达皮部，解除恶寒。茯苓祛除血中之湿；茯苓、半夏将湿肃降入小便排出。如前所述，用少量赤丸治疗，目的在于鼓舞人体的生理机能。

◆对丸散药的再研究（类似针灸治疗）

将丸散药进行分类，一类是应对急性病证，如薏苡附子散、赤石脂丸、九痛丸等；反之一类需要相对长期慢慢服用，如肾气丸、薯蓣丸、大黄䗪虫丸等；也有一类处于两者之间。无论如何，丸散药每次的服用量，或每天的服用量绝对少于汤药。用极少量的丸散药来应对急性症候，这种作用类似于针灸的治疗效果。少量药物提升了人体原有的抗病能力来应对急性疾病，当人体的抗病能力不足，或病邪、病理产物强大时就可能无效。而另一方面，长期服用丸药、散药可逐步改善人体的阴阳失调，其功效接近于对慢性疾患所实施的针或灸的治疗。

丸散药的特征（图26）：

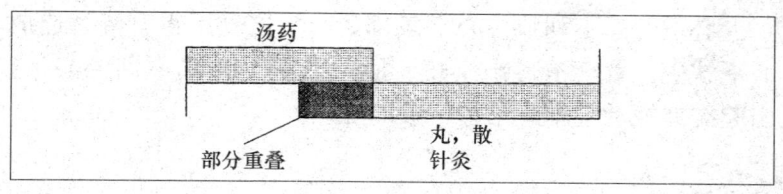

图 26

①用量绝对少于汤药。

②可预先制剂存放,使用便利,在一定程度上可应对急性病症,且便于携带。

③对重大病邪或病理产物的作用力较弱。如类似承气汤证,丸散药便难以奏效。

④对严重阴阳失调,如四逆汤证等,也难以奏效。

⑤一般用汤药能控制的病症便投与汤药,部分病症也可以用丸散药治疗。

2. 心下痛

桂枝生姜枳实汤

条文

《金匮·胸痹心痛短气病脉证治第九》

第8条 心中痞,诸逆心悬痛,桂枝生姜枳实汤主之。

桂枝生姜枳实汤方 桂枝三两 生姜三两 枳实五枚

上三味,以水六升,煮取三升,分温三服。

条文解析

第8条 心中痞,诸逆心悬痛,桂枝生姜枳实汤主之。

心下升降不利致使心下气郁。心下之气不得升降,造成心下饮生。胃气不得出于皮、肌,上逆至升降不利的心下,引起类似撞动空中悬吊物一般的疼痛。

处方解析

桂枝、生姜向上、向外;枳实向下、向内引导心下之气,结果使心下的气痞及心下饮得以解除,心下的升降出入得以恢复,"心中痞,诸逆,心悬痛"得以治愈。

在临床上,本方可应用于表现为心窝部疼痛的各种疾患,疗效显著,是一张应更好地加以运用的处方。

悬

根据《大汉和辞典》

①架设、悬挂、揭示,升起;②患、垂下;③隔、分离;④远、(距离)遥远;⑤空虚、徒然;⑥没有着落、不稳定;⑦无依据;⑧去掉。

栀子豉汤类方

条文

　　第76条　发汗后，水药不得入口，为逆。若更发汗，必吐下不止。发汗，吐下后，虚烦不得眠，若剧者，必反复颠倒，心中懊憹，栀子豉汤主之。若少气者，栀子甘草豉汤主之。若呕者，栀子生姜豉汤主之。

　　栀子豉汤方　栀子十四个擘　香豉四合绵裹

　　上二味，以水四升，先煮栀子，得二升半，内豉，煮取一升半，去滓，分为二服，温进一服，得吐者，止后服。

　　栀子甘草豉汤方　栀子十四个擘　甘草二两炙　香豉四合绵裹

　　上三味，以水四升，先煮栀子，甘草，取二升半，内豉，煮取一升半，去滓，分二服。温进一服，得吐者，止后服。

　　栀子生姜豉汤方　栀子十四个擘　生姜五两　香豉四合绵裹

　　上三味，以水四升，先煮栀子，生姜，取二升半，内豉，煮取一升半，去滓，分二服。温进一服，得吐者，止后服。

　　第77条　发汗，若下之，而烦热胸中窒者，栀子豉汤主之。

　　第78条　伤寒五六日，大下之后，身热不去，心中结痛者，未欲解也，栀子豉汤主之。

　　第79条　伤寒下后，心烦，腹满，卧起不安者，栀子厚朴汤主之。

栀子厚朴汤方　栀子十四个擘　厚朴四两炙去皮　枳实四枚水浸炙令黄

上三味，以水三升半，煮取一升半，去滓，分二服。温进一服，得吐者，止后服。

第80条　伤寒，医以丸药大下之，身热不去，微烦者，栀子干姜汤主之。

栀子干姜汤方　栀子十四个擘　干姜二两

上二味，以水三升半，煮取一升半，去滓，分二服，温进一服。得吐者，止后服。

第81条　凡用栀子汤，病人旧微溏者，不可与服之。

第221条　阳明病，脉浮而紧，咽燥，口苦，腹满而喘，发热汗出，不恶寒反恶热，身重。若发汗则躁，心愦愦反谵语。若加温针，必怵惕烦躁不得眠。若下之，则胃中空虚，客气动膈，心中懊憹。舌上胎者，栀子豉汤主之。

第228条　阳明病，下之，其外有热，手足温，不结胸，心中懊憹，饥不能食，但头汗出者，栀子豉汤主之。

第375条　下利后更烦，按之心下濡者，为虚烦也，宜栀子豉汤。

第393条　大病差后劳复者，枳实栀子汤主之。

枳实栀子汤方　枳实三枚炙　栀子十四个擘　豉一升绵裹

上三味，以清浆水七升，空煮取四升。内枳实，栀子，煮取二升。下豉，更煮五六沸，去滓，温分再服，覆令微似汗。若有宿食者，内大黄如博棋子五六枚，服之愈。

第261条　伤寒身黄发热，栀子柏皮汤主之。

栀子柏皮汤方　肥栀子十五个擘　甘草一两炙　黄柏

二两

上三味,以水四升,煮取一升半,去滓,分温再服。

《金匮·黄疸病脉证并治第十五》

第15条 酒黄疸,心中懊恼,或热痛,栀子大黄汤主之。

栀子大黄汤方 栀子十四枚 大黄一两 枳实五枚 豉一升

上四味,以水六升,煮取二升,分温三服。

栀子豉汤类方总论

栀子豉汤证的症候

虚烦,心烦,微烦者,烦按之心下软者,不得眠,心中懊恼,心中结痛,胸中窒者,身热不去,外有热,烦热,腹满(栀子厚朴汤)。

栀子豉汤证为郁热在胸。

第76条"发汗吐下后",第77条"发汗若下之",第78条"大下之后",第79条"伤寒下后",第80条"医以丸药大下之"等条文均为误治或过度泻下后,肌表之邪内陷于胸,在胸引起邪正斗争,胸中蕴热。邪由皮部至胸,或由肌部→心下至胸,邪通过以上两条通路内陷于胸。第221条、第228条为阳明误下。第375条"下利后更烦"以及第393条"大病差后劳复者"并非肌表之邪内陷所致。误下后胸气一时性衰弱,邪便传至胸。随着胃气回复,胃气上升至胸,在胸引起邪正斗争,胸中内生热,出现胸的升降出入不利。

下利之后或大病后，邪基本不存在，只是在胃气恢复的过程中产生了郁热。

在栀子豉汤证中，胸中只有无形的热（郁热），不存在有形的饮或痰，由此出现了胸气不利。胸气不利导致胸的升降出入不利，表现为"烦"、"心中懊侬"、"胸中窒者"。胸气不利的程度进一步加重则引起"心中结痛"。

心中懊侬：恶心，胸中不快，想吐又吐不出来。一种烦闷不适的症状表现。

体表外壳之热

在栀子豉汤类方的条文中可见以下与热相关的症状。

第77条　发汗，若下之，而烦热

第78条　大下之后，身热不去

第80条　医以丸药大下之，身热不去

第228条　下之，其外有热

试着分析一下其病理病机。

由误下、误发汗发展为栀子豉汤证的情况下，起初邪所在部位为皮部和肌部两处。

（1）寒邪在皮部——太阳伤寒

①误下、误发汗后，皮邪离开皮部，部分化热内陷于胸，在胸产生郁热。

②胸热传至心下，心下蕴热。胸热致使胸气不利，胸、膈、心下的升降障碍，心下之热外出于肌，肌部蕴热（肌热）。

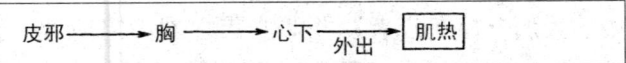

（2）风邪在肌部——太阳中风

误下、误发汗后，肌邪从肌部消失，部分肌邪化热内陷心下，其热传至胸。

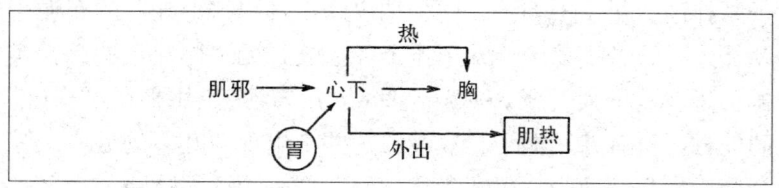

综上所述，胸的郁热导致胸气不利，同时心下蕴热致使心下也不得升降，心下之热外出肌部形成肌热。病变主要在胸，无需清心下热，只需清胸热，透表达皮便可解除胸气不利，胸热、心下热、肌热也随之得解。

◆**关于无形之热**

栀子豉汤证为胸有郁热。热存在于一种皮膜围成的空间里，不宣透的话势必形成郁热，并对人体造成危害。但并非痰热或湿热那样的有形之物，而是表现为无形之热。寒邪外束时，肌、肉部所生成的郁热同样不伴有形之物。说起来，部分胃热（例如白虎汤证）等也属于无形之热。

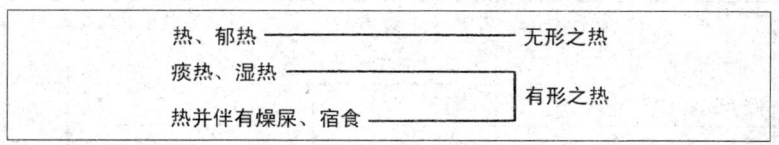

栀子豉汤这一方剂可用于治疗胸的无形郁热证。

温进一服，得吐者，止后服

栀子豉汤、栀子生姜豉汤、栀子甘草豉汤、栀子厚朴汤、栀子干姜汤的条文中均有"温进一服，得吐者，止后服"，而另一方面枳实栀子汤、栀子柏皮汤、栀子大黄汤中却没有类似的记载。以上处方中，没有并用栀子、豆豉，仅用栀子的有栀子厚朴汤、栀子干姜汤、栀子柏皮汤，其中"得吐"的有栀子厚朴汤、栀子干姜汤。并用栀子、豆豉，无"得吐"的有枳实栀子汤、栀子大黄汤。通览这些处方，既有单用栀子"得吐"的处方，也有并用栀子、豆豉二药并未出现"吐"的处方。综合分析后我们认为"得吐者止后服"这一句话很蹊跷。

自古就有学者认为，本条是将瓜蒂散（瓜蒂、赤小豆、香豉）的服用法错误地混入到栀子豉汤类方的服用法中。在《伤寒论》中栀子豉汤的药物用量为山栀子十四枚（约15g），淡豆豉四合（约40g）。笔者所在的高雄医院，本方剂的处方用量为：山栀子10～12g，淡豆豉12～20g。实际上投与栀子豉汤，没有一例服用后出现呕吐，只是有时会出现轻度下利或色素沉着（"凡用栀子汤，病人旧微溏者，不可与服之。"）。此外，如条文中"若呕者，栀子生姜豉汤主之。"所述，对呕吐者反而投与催吐剂，这与处方中用了五两生姜止吐互相矛盾。根据以上分析，我们认为"温进一服，得吐者，止后服。"不是条文的原有内容，是某一时期错误地混入到条文中。

	栀子	香豉	甘草	生姜	厚朴	枳实	干姜	黄柏	大黄	吐
栀子豉汤	十四个	四合								＋
栀子甘草豉汤	十四个	四合	二两							＋
栀子生姜豉汤	十四个	四合		五两						＋
栀子厚朴汤	十四个				四两	四枚				＋
栀子干姜汤	十四个						二两			＋
枳实栀子汤	十四个	一升				三枚				－
栀子大黄汤	十四个	一升				五枚			一两	－
栀子柏皮汤	十四个		一两					二两		－

处方解析

栀子豉汤的治愈转机在于用栀子清胸热,用淡豆豉宣透散郁,使胸之郁热透表而解。(图27)

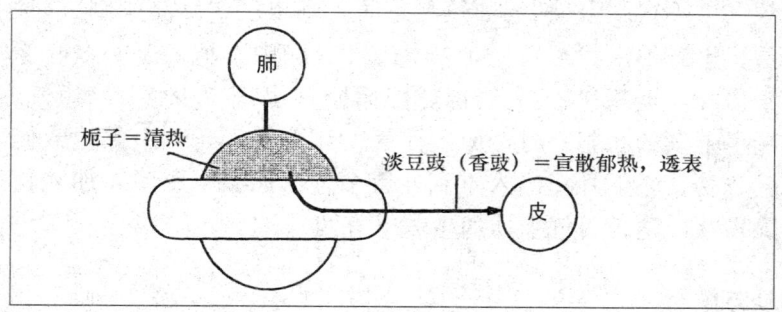

图 27

从胸至皮,可透表的药物还有薄荷。因此在部分病例中,山栀子+薄荷与栀子豉汤具有同样效果。顺便提一句,在加味逍遥散的处方中共用了栀子、薄荷这二味药。

栀子豉汤、栀子甘草豉汤、栀子生姜豉汤

条文

第76条　发汗后,水药不得入口,为逆。若更发汗,必吐不止。发汗,吐下后,虚烦不得眠,若剧者,必反复颠倒,心中懊憹,栀子豉汤主之。若少气者,栀子甘草豉汤主之。若呕者,栀子生姜豉汤主之。

发汗后不能接受水药,是由于发汗致使胃的阳气受损,胃的受纳作用丧失。关于"为逆",本条文取了"逆治"之意,也有学说认为是"吐逆"之意。如果再次误用发汗,胃

的阳气就愈发虚弱,胃的守胃作用丧失,胃气上逆则"吐",胃气向下漏泄则"下利"不止。误用发汗、吐下等治疗后,邪乘虚化热,内陷于胸,结果胸生郁热,热传至心包则"虚烦"、"不得眠"。胸的郁热严重时,则出现"反复颠倒"(烦甚、坐卧不宁状态)、"心中懊侬"(胸中不适,恶心欲吐而不得吐,烦闷状态)。当郁热阻碍阳气出现"少气"(短气、喘不上气的状态)时,加入甘草以补胃气。当胸中郁热致使胸、膈、心下升降出入不利,胃中生饮而"呕"时,加入祛除胃饮,防止胃气上逆的生姜(五两)。

处方解析

胸中郁热用山栀子清解,用淡豆豉宣透而得以解除。胃气不足者加甘草(二两),胃饮内生者加生姜(五两)。栀子豉汤类方的解析基本与总论部分相同,故不再赘述。

第77条 发汗,若下之,而烦热胸中窒者,栀子豉汤主之。

发汗或泻下后胸中生郁热,造成胸闷堵塞不适。热又传至心下,心下之热外散肌部造成肌热,热引起苦闷不适而"烦热"。(图28)

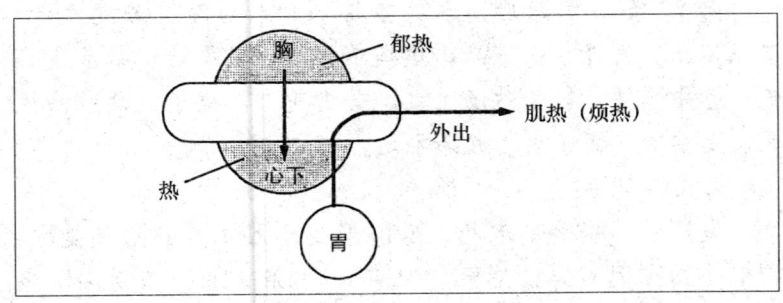

图28

第78条　伤寒五六日，大下之后，身热不去，心中结胸者，未欲解也，栀子豉汤主之。

伤寒病经过五六日后，进入到少阳或阳明结胸阶段。
第96条　伤寒五六日……与小柴胡汤主之。
第135条　伤寒六七日……大陷胸汤主之。
第147条　伤寒五六日……柴胡桂枝干姜汤主之。
第252条　伤寒六七日……宜大承气汤。

对此阶段病证当然可考虑采取泻下法，然而本条为"大下之后"，即曾进行过度泻下。原来的少阳病或阳明病原本就存在身热，大下之后仍残存身热是由于热传至胸，胸生郁热，热又传至心下，心下之热外散肌部而产生了"身热不去"。大下前后均存在身热，但两者的病理机制完全不同。胸中严重郁热，胸气不能升降出入则"心中结痛"。栀子豉汤主治此病证。

如果此时胸中有水，水热互结即成为结胸证。结胸证因胸中有痰，致使心下饮或痰内生，疼痛将出现在心下而不在心中。如果无形之热存在于心下而非胸中时，属大黄黄连泻心汤证。

```
胸中无形之热————————心中结痛————栀子豉汤
心下无形之热————————心下痞——————大黄黄连泻心汤
胸中有痰，心下有饮或痰————心下硬痛————陷胸汤
```

第221条　阳明病，脉浮而紧，咽燥，口苦，腹满而喘，发热汗出，不恶寒反恶热，身重。若发汗则躁，心愦愦

反谵语。若加温针，必怵惕烦躁不得眠。若下之，则胃中空虚，客气动膈，心中懊憹。舌上胎者，栀子豉汤主之。

阳明病，脉浮而紧

浮紧之脉一般出现在寒邪外束于表，无汗，郁热内生时。第221条虽为"脉浮而紧"，但之后的"发热汗出，不恶寒"又否定了寒邪外束。若为阳明病就应该"汗出濈濈然"，没有"濈濈然"汗出，从腠理排汗不彻底时，体表外壳（肌、肉）相对郁热内蕴故呈现"脉紧"。郁热并非寒邪外束所致，而是决定于体表外壳（肌、肉）之热与汗出的相对关系。郁热程度非常严重时，非但"不恶寒"竟表现为"反恶热"。

在阳明病的条文中，仅第182条和第221条这两条有"不恶寒反恶热"，提示了体表外壳之热较一般阳明病更为旺盛。尽管体表外壳之热旺盛，但并没有发展为阳明腑实证。

参考条文

第182条　问曰，阳明病外证云何。答曰，身热，汗自出，不恶寒反恶热也。

身重

在《伤寒论》第 6、39、49、107、116、208、219、221、316、392 的条文中涉及到"身重"这一症状。

"身重"的病因有以下三点：
①湿证：湿阻气机→身重
②热证：热伤气（热伤脉外之气）→身重
③气虚：（脉外之气减少）→身重

不论何种病因，"身重"都是由于向体表外壳，尤其是向肉、筋供给的脉外之气受到了阻碍。

将条文归类后，如下所示：
①湿证
第39条　"……身不疼，但重，……大青龙汤主之。"
第316条　"少阴病，……四肢沉重疼痛……真武汤主之。"
②热证
第6条　"风温为病，……身重……"
第107条　"伤寒八九日，下之，……一身尽重，……柴胡加龙骨牡蛎汤主之。"
第208条　"阳明病，……其身必重，……大承气汤主之。"
第219条　"三阳合病，……身重……白虎汤主之。"
第221条　"阳明病，……不恶寒反恶热，身重。"
③虚证
第49条　"脉浮数者，……身重，……此里虚。"
第116条　"……病从腰以下，必重而痹。"
第392条　"伤寒阴阳易之为病，其人身体重，……烧裈散主之。"

根据以上分析，我们认为第221条身重的原因在于热阻碍了气（脉外之气）向体表外壳，尤其是向肉、筋处供给。

221条虽为阳明病，却接近于阳明、少阳合病。另一种说法认为"脉浮而紧，……身重。"属太阳病，接近于三阳合病。但如前所述，此时的"脉浮而紧"由体表外壳之热与汗出的相对关系所决定，只表明有郁热。

> 咽燥口苦——少阳病
> 脉浮而紧，身重，发热，汗出，不恶寒反恶热——阳明外证
> 腹满，喘——阳明病

热还波及少阳所在部位，引起膈的开合不利，皮腠没有完全闭合也没有开放到汗出溅溅然的程度，因此郁热在体表外壳生成并逐渐亢盛。阳明之里（胃）中也有热，但尚未发展为阳明腑实证。胃热传至小肠则"腹满"，上升至胸、肺导致肺的肃降不利则"喘"。胃热致使胃气过度向体表肌部及脉外运行，却因皮腠开合不利，汗出不充分，肌、肉部蕴生郁热而表现为"脉浮而紧，身重，汗出，不恶寒反恶热"。

将"脉浮紧"误认为是太阳病，采取了发汗治疗，胃津更加丧失，胃热愈发亢盛而出现烦躁，心神不安。存在胃津不足（虚）和热（实）两方面的问题，实的一面较虚的一面首先表现出来，实热导致心神散乱则谵语。"反谵语"中"反"的含义是指实热本身会引起谵语，而误发汗造成胃津不足的虚证也引起了谵语，因此用了"反"字。如果误用烧针，发汗当然会使脉外之气丧失，使胸、心包的津液丧失，由于阴津不足（虚）而出现"怵惕烦躁不得眠"。尽管存在胃热，但尚未发展为阳明腑实证，如果此时误用下法，就会造成胃气一时下陷胃中空虚，余邪随着胃气恢复侵入至胸，胸中生热则心中懊憹。胃中并不存在有形或无形之热，"舌上胎者（估计是白苔）"说明舌苔没有干燥、变黄，用栀子豉汤治疗。误下后，胃中无形之热再次亢盛，出现"渴欲饮水，口干舌燥"时，用白虎加人参汤治疗。若"脉浮，发热，渴欲饮水，小便不利"，用猪苓汤治疗。

第228条　阳明病，下之，其外有热，手足温，不结胸，心中懊憹，饥不能食，但头汗出者，栀子豉汤主之。

阳明病行下法后，实（燥屎）已去，余邪残留在胸，胸热传至心下，外表肌部蕴热。"手足温"提示误下后没有发展为四肢厥冷的亡阳四逆汤证，虽然外表肌部有热。此外也否定了误下后邪内陷于胸形成水热互结的结胸证。胸中存在郁热，恶心欲吐而不得吐，有空腹感但不能食，仅在头部出汗者，栀子豉汤主之。

但头汗出

胸中郁热致使膈也出现郁热，膈出入不利，皮腠也处于闭合状态。胸的升降不利，胃气没有出路，一部分行于肌部则"外有热"，一部分沿直达路向头部上冲则"但头汗出"。（图29）

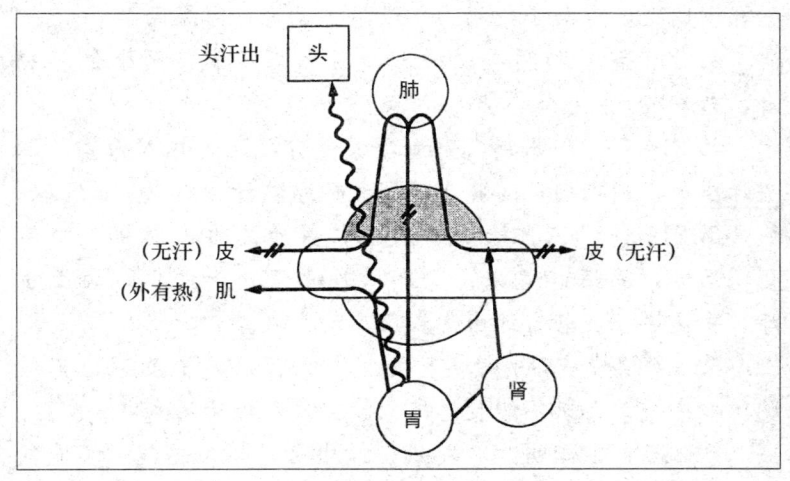

图29

对"但头汗出"的补充说明
参考条文

第111条　太阳病中风，以火劫发汗。邪风被火热，血气流溢，失其常度，两阳相熏灼，其身发黄。阳盛则欲衄，阴虚小便难。阴阳俱虚竭，身体则枯燥，但头汗出，剂颈而还。腹满，微喘，口干，咽烂，或不大便，久则谵语，甚者至哕，手足躁扰，捻衣摸床。小便利者，其人可治。

第136条　伤寒十余日，热结在里，复往来寒热者，与大柴胡汤。但结胸，无大热者，此为水结在胸胁也。但头微汗出者，大陷胸汤主之。

第148条　伤寒五六日，头汗出，微恶寒，手足冷，心下满，口不饮食，大便硬，脉细者，此为阳微结，必有表，复有里也。脉沉，亦在里也。汗出，为阳微。假令纯阴结，不得复有外证，悉入在里，此为半在里半在外也。脉虽沉紧，不得为少阴病。所以然者，阴不得有汗，今头汗出，故知非少阴也，可与小柴胡汤。设不了了者，得屎而解。

第200条　阳明病，被火，额上微汗出，而小便不利者，必发黄。

第216条　阳明病，下血，谵语者，此为热入血室。但头汗出者，刺期门，随其实而写之，濈然汗出则愈。

第219条　三阳合病，腹满，身重，难以转侧，口不仁，面垢，谵语，遗尿。发汗，则谵语。下之，则额上生汗，手足逆冷。若自汗出者，白虎汤主之。

第228条　阳明病，下之，其外有热，手足温，不结胸，心中懊憹，饥不能食，但头汗出者，栀子汤主之。

第236条　阳明病，发热，汗出者，此为热越，不能发黄也。但头汗出，身无汗，剂颈而还，小便不利，渴引水浆者，此为瘀热在里，身必发黄，茵陈蒿汤主之。

参考以上条文，"头汗出"可见于①结胸证；②栀子豉汤证；③柴胡汤证；④黄疸。

其中，①②的病变与胸直接相关，③的主要病变虽然在膈，但其影响波及至胸（柴胡汤证见胸胁苦满）。无论怎样"头汗出"都是由于胸的病变引起胸气不利，胸、膈、心下的升降或出入异常所致。在不同情况下没有出路的胃气，沿直达路上升至头部则头汗出。④同时伴随无汗、小便不利，由于湿热弥漫在肌→心下→小肠，胃气不得外出，沿直达路上升头部而见头汗出。

第375条 下利后更烦，按之心下濡者，为虚烦也，宜栀子豉汤。

下利后

对"下利后"可成立的解释有以下两种：
①疾病的过程中，下利停止之后。
②因用泻下，下利停止之后。

接近于①的条文，有第374条"下利谵语者，有燥屎也，宜小（大）承气汤。"该条文不属小承气汤的条文，而是大承气汤的条文，持续下利的原因在于有燥屎存在，不用承气汤下之，下利便不得愈。

接近于②的条文，有第238条"阳明病，下之，心中懊憹而烦，胃中有燥屎者，可攻。……宜大承气汤。"、第241条"大下后，六七日不大便，烦不解，腹满痛者，此有燥屎也。……宜大承气汤。"、第250条"太阳病，若吐，若下，若发汗后，微烦，小便数，大便因硬者，与小承气汤，和之愈。"等。这些条文没有用承气汤，而是用了丸药、散药等其他处方行下法，引起下利但燥屎却未得除，仍残存"烦"等症状。这些条文的病理看起来虽然相似，其实质各不相同。

　　本条原有下利和烦，下利止后，烦却更为加重。随着下利，大部分邪得以祛除，胃气升至变虚的胸部，胸中生热，形成郁热，加重了"烦"的程度。所记"按之心下濡者"否定了有形之物的存在，明确指出不存在有形的饮、痰或燥屎等。"虚烦"二字提示不是因燥屎（承气汤）或痰（陷胸汤）等有形之物引起的"实烦"，而是由无形之热所致。治疗上述症状，宜用栀子豉汤。

栀子厚朴汤

条文

　　第79条　伤寒下后，心烦，腹满，卧起不安者，栀子厚朴汤主之。

　　栀子厚朴汤方　栀子十四个擘　厚朴四两去皮　枳实四枚水浸炙令黄

　　上三味，以水三升半，煮取一升半，去滓，分二服，温进一服。得吐者，止后服。

条文解析

　　第79条　伤寒下后，心烦，腹满，卧起不安者，栀子厚朴汤主之。

　　对伤寒之邪误行下法，致使胸、胃、腹（小肠）的正气一时虚弱，邪便乘虚内陷。由于从胸至腹都有邪的存在，胸中生热，出现心烦、卧起不安（坐卧不宁，较重度心烦"反复颠倒"为轻）。同时因腹部有邪而出现腹满。

处方解析

由于邪横跨胸腹，栀子厚朴汤的治法便与用栀子清热、香豉宣透以解胸中郁热的栀子豉汤有所不同。栀子厚朴汤证腹也有邪，却尚未发展至腑实，故用了没有大黄的小承气汤，方中用山栀子清胸热，不用香豉行宣透，而用枳实、厚朴降下。在《金匮要略·痰饮咳嗽病脉证并治第十二》26条"支饮胸满者，厚朴大黄汤主之。"中，对胸中有支饮者，用厚朴一尺、大黄六两、枳实四枚治疗；对胸中有无形之热者，用栀子十四个、厚朴四两、枳实四枚在清热的同时行降下（非宣透），使腹部之邪同时得以祛除。

栀子干姜汤方

条文

第80条　伤寒，医以丸药大下之，身热不去，微烦者，栀子干姜汤主之。

栀子干姜汤方　栀子十四个擘　干姜二两

上二味，以水三升半，煮取一升半，去滓，分二服，温进一服。得吐者，止后服。

条文解析

第80条　伤寒，医以丸药大下之，身热不去，微烦者，栀子干姜汤主之。

对伤寒之邪，误用含巴豆的丸药猛烈泻下。大下后，胃气大量丧失，胃的阳气不足，呈现胃寒。邪内陷于胸，恢复的正气与邪在胸引发邪正斗争，热蕴于胸，但因胃气非常虚弱，胸热并不旺盛，只出现"微烦"。胸热传至心下，肌部也蕴热，看起来似乎原本因伤寒所致的身热持续不解，然而此时的身热与起因伤寒的身热在病理机制上截然不同。（图30）

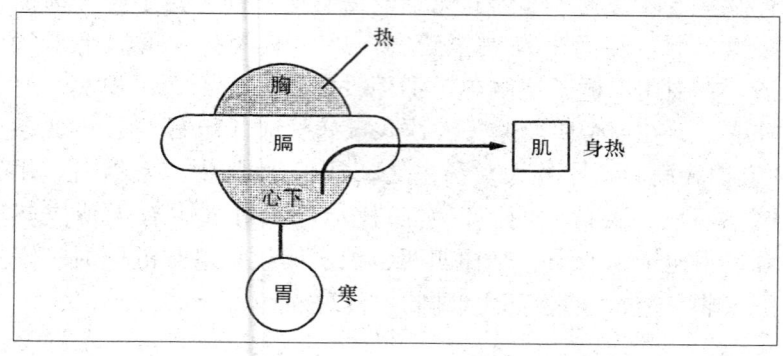

图 30

处方解析

栀子清胸热，胸热清则心下之热得以除，身热可解。干姜温胃鼓舞胃气，使大下后丧失的胃气得以恢复。栀子干姜汤证的胸热较栀子豉汤证为弱，故用栀子清热而不必用香豉行宣透。

枳实栀子汤

条文

第393条　大病差后劳复者，枳实栀子汤主之。

枳实栀子汤方　枳实三枚炙　栀子十四个擘　豉一升绵裹

上三味，以清浆水七升，空煮取四升。内枳实，栀子，煮取二升。下豉，更煮五六沸，去滓，温分再服，覆令微似汗。若有宿食者，内大黄如博棋子五六枚，服之愈。

博棋子：围棋所用棋子，约一方寸匕（直径2～3cm）的圆形物。第107条柴胡加龙骨牡蛎汤中用了大黄二两，描述为"内大黄，切如棋子"。

条文解析
第393条　大病差后劳复者，枳实栀子汤主之。

大病（伤寒）基本治愈，但消耗的正气尚未恢复正常，余热尚存。若此时不注意身体或高强度劳动或饱食，残留的邪就开始再燃，病症将复发。余热在胸逐渐旺盛，胸中蕴热，引起"心中懊憹"、"心烦"等。因腹中也留有余邪故"腹满"。若原有宿食，可加用大黄。

处方解析
栀子豉汤清宣透达胸中郁热。枳实降下腹中余邪。对原本存有宿食者，再加入如围棋子（较大的棋子）大小的大黄五六个。

栀子厚朴汤、枳实栀子汤都用于胸热和腹部之邪。在栀子厚朴汤证中，由于从胸至腹都有邪，故不行透表。在枳实栀子汤证中，邪的主体在胸，用栀子与豆豉相配伍以消除胸中郁热，再加枳实以降下腹部余邪。对原本存在的宿食，仅用枳实无法应对，又加用了大黄。枳实栀子汤加大黄证的病理特征在于无形之热在上（胸），有形的宿食在下（腹），故在栀子豉汤中加入枳实、大黄来进行治疗。

在栀子厚朴汤证中，从胸至腹皆有无形热邪存在，为应对这些热邪，一下就用了山栀子、枳实、厚朴三味药。

栀子柏皮汤

条文

第261条　伤寒身黄发热，栀子柏皮汤主之。

栀子柏皮汤方　肥栀子十五个擘　甘草一两炙　黄柏二两

上三味，以水四升，煮取一升半，去滓，分温再服。

条文解析

第261条　伤寒身黄发热，栀子柏皮汤主之。

在伤寒的进程中形成小肠湿热，由于湿热不能经大小便排泄便弥漫在心下、肌部而造成"身黄发热"，栀子柏皮汤主之。

处方解析

栀子、黄柏清小肠湿热，由此心下、肌部的湿热也随之解除；炙甘草守护胃。

栀子大黄汤

条文

《金匮·黄疸病脉动证并治第十五》

第15条　酒黄疸，心中懊憹，或热痛，栀子大黄汤主之。

栀子大黄汤方　栀子十四枚　大黄一两　枳实五枚　豉一升
上四味，以水六升，煮取二升，分温三服。

条文解析

《金匮·黄疸病脉动证并治第十五》

第15条　酒黄疸，心中懊侬，或热痛，栀子大黄汤主之。

因饮酒过度，小肠湿热内蕴。小便相对不利，小肠湿热无法排泄，湿热外出于肌则出现"黄疸"。同时热传至胸，胸中蕴热则"心中懊侬，或热痛"。栀子大黄汤主之。（图31）

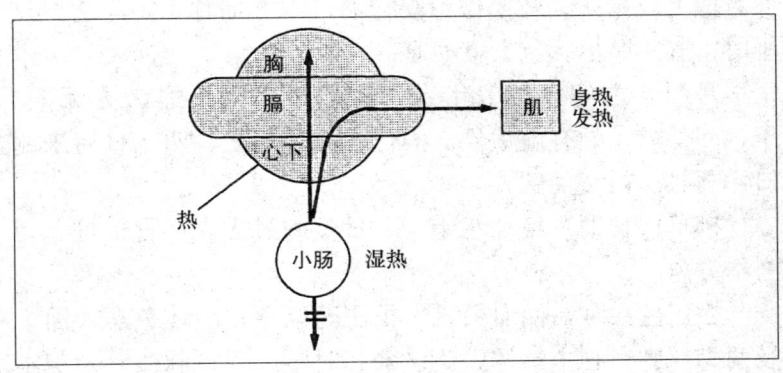

图31

处方解析

栀子、大黄、枳实清小肠湿热，使从大便排出。栀子、豆豉清宣胸中之热。

参考：
松川世德先生栀子豉汤验案

出自《腹证奇览翼》(和久田叔著)

世德,名进修喜三太。世德,为其字。游历中客死于下毛的足利学校。余惜其名湮灭,附录于此处。

松川世德　栀子豉汤验案

吧民金五郎妻,年二十五,下血数日,身体倦,心烦微热,服药未见效。予与本方二贴。下血减半。妇人喜,乞药,与前方数贴全愈。

岳母某君,蹎蹶而仆腰,尔来,下血小腹微痛,服药亦无效。余以为此病由转仆惊惕而致。乃进本方数贴全愈。

伴藏之妻,产后血下过多。忽唇舌色白,气陷如眠,脉似有似无。殆死。乃使作荞嗅苦酒,本方加甘草,与之。仅半时,五六贴尽。忽大寝如瘥。

月洞老之妃,年七十余,鼻衄过多,止衄诸方无效。予,问其状。颇有虚烦候。因作本方,与之。四五日后来谢曰:"服良方,忽已"。

柳阜田长助,年计八十,一日鼻衄过多,郁冒恍惚。乃与本方愈。

松川邑兵藏,便血数日,虽服药渐愈,身体色恶,面上及两脚浮肿,心中烦悸,头微痛,时呕,寸口脉微。乃与本方加生姜而愈。

某妇人,年二十五六,动作时,则心中悸,下血。如是,数日役人走以乞药。余以必亲诊,固辞不已。困之,与本方三贴,附之。数日后,遣一介报曰,"服良方全治"。

一老人,冒风、寒热,服发表剂,下利数行,饮食不进,疲劳甚。与本方,利止,食进复常。

以上治验,亦皆以心胸之诊而得之,宜并图考之。

木防己汤、木防己去石膏加茯苓芒硝汤

条文

《金匮·痰饮咳嗽病脉证并治第十二》

第24条 膈间支饮,其人喘满,心下痞坚,面色黧黑,其脉沉紧,得之数十日,医吐下之不愈,木防己汤主之。虚者即愈,实者三日复发,复与不愈者,宜木防己汤去石膏加茯苓芒硝汤主之。

木防己汤方 木防己三两 石膏十二枚鸡子大 桂枝二两 人参四两

上四味,以水六升,煮取二升,分温再服。

木防己去石膏加茯苓芒硝汤方 木防己二两 桂枝二两 人参四两 芒硝三合,茯苓四两

上五味,以水六升,煮取二升,去滓,内芒硝,再微煎,分温再服,微利则愈。

条文解析

《金匮·痰饮咳嗽病脉证并治第十二》

第24条 膈间支饮,其人喘满,心下痞坚,面色黧黑,其脉沉紧,得之数十日,医吐下之不愈,木防己汤主之。虚者即愈,实者三日复发,复与不愈者,宜木防己汤去石膏加茯苓芒硝汤主之。

石膏鸡子大十二个

一个鸡蛋大小的石膏约重80g，十二个即为960g（约1kg）。虽说石膏用量要大，"石膏鸡子大十二个"也未免太多了。

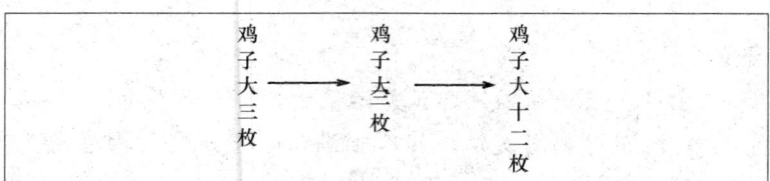

如图所示，很可能误将三枚错抄为十二枚。大字的"丿"与三的第一横"一"重叠为"十"，看起来像"十"字。附带说明一下，鸡蛋大石膏三枚重约230～240g，相当于半斤，用量恰当。

支饮

《金匮要略·痰饮咳嗽病脉证并治第十二》第2条谈到"……咳逆倚息，短气不得卧，其形如肿，谓之支饮。"在经方时代（约2000年前）通行的饮和痰的概念不同于现代中医学所使用的饮和痰的概念。古代的痰通"淡"字，较现代所认为的痰更加稀薄。因此"支饮"也未必特指什么东西，现代中医学认为：

支饮 ①水饮（稀薄）
②痰（黏稠）

我们认为木防己汤对应的是①水饮；木防己去石膏加茯苓芒硝汤对应的则是②痰。

木防己汤证为水饮停留在膈和心下，致胸、膈、心下的升降不利。为此肺不得宣散肃降,出现"喘满",心下有水饮则"心下痞坚"。胸、膈、心下升降不利,致使胃气不能与脉中之血、脉外之气相接续,经数十日面色变得乌黑。病变以膈以下为主故脉"沉",水饮停留在膈以下故脉"紧"。(图 32)

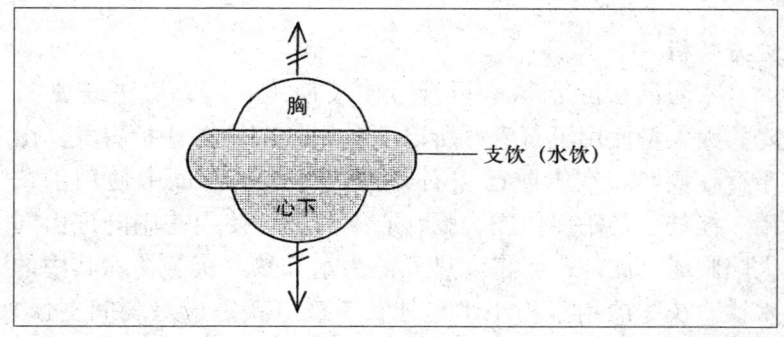

图 32

"喘满"=胸气不利
"心下痞坚"=心下有饮
"面色鰲黑"=不养面
"脉沉紧"=膈以下的水气

鰲(ri rei ri rei)①
据《大汉和辞典》
①黑色;②劳苦;③斑

得病已数十日,医师实施吐下法仍不得治愈者,是因为

---

① 鰲(ri rei ri rei):括号内读音为日文发音。——译者按

膈以下存在水饮。水饮引起的病症，用木防己汤可治愈。投与木防己汤，三日后再次复发者，可再次投与木防己汤。因为水饮量大，一次用药未能完全祛除水饮。如果再次投与木防己汤仍旧毫无反应，说明并非水饮而是痰热停留在膈、心下，应该用木防己去石膏加茯苓芒硝汤。

处方解析

木防己祛除水饮；石膏、桂枝使胸、膈、心下正常升降。因大量使用了石膏，所以人参用到四两以守护胃气。由于存在痰热，在木防己去石膏加茯苓芒硝汤证中使用了芒硝。桂枝、芒硝促使胸、膈、心下升降，使用芒硝的理由同大陷胸汤。此外芒硝将痰热分消为水和热，茯苓祛除其中的水饮。茯苓的用意与小半夏加茯苓汤（茯苓应对膈间支饮）相同。

酸枣仁、黄连阿胶汤

不眠总论

我们认为导致不眠的直接原因有以下 2 条：
1. 卫气运行失调（根据《黄帝内经·灵枢》所载条文）
2. 心神不宁

参考条文

《黄帝内经·灵枢》
营卫生会第十八
……卫气行于阴二十五度，行于阳二十五度，分为昼夜……

黄帝曰：老人之不夜瞑者，何气使然？少壮之人不昼瞑者，何气使然？岐伯答曰：壮者之气血盛，其肌肉滑，气道通，营卫之行，不失其常，故昼精而夜瞑。老者之气血衰，其肌肉枯，气道涩，五藏之气相搏，其营气衰少而卫气内伐，故昼不精，夜不瞑。

邪客第七十一
……伯高曰：……卫气者，……昼日行于阳，夜行于阴，常从足少阴之分间，行于五藏六府，今厥气客于五藏六府则卫气独卫其外，行于阳，不得入于阴。行于阳则阳气盛，阳气盛则阳蹻满，不得入于阴，阴虚，故目不瞑。

黄帝曰：……饮以半夏汤一剂，……

伯高曰：其汤方以流水千里以外者八升，扬之万遍，取其清五升煮之。炊以苇薪，火沸，置秫米一升，治半夏五合，徐炊，令竭为一升半，去其滓，饮汁一小杯，日三，稍益，以知为度……

大惑论第八十

黄帝曰：病而不得卧者，何气使然？岐伯曰：卫气不得入于阴，常留于阳，留于阳则阳气满，阳气满则阳跷盛，不得入于阴，则阴气虚，故目不得瞑矣。

综上，根据《灵枢》卫气白天循行于阳分（表），夜间循行于阴分（里）。白天在阳分的卫气，通过跷脉进入阴分后，人进入了睡眠。

另一方面，在《伤寒论》中卫气的阳分与阴分的分界是在胸，阳分的卫气不能通过上膈→胸进入阴分时即出现不眠。例如《伤寒论·第76条》"……虚烦不得眠……栀子豉汤主之。"就是由于胸中无形之热导致不眠。

1. 卫气运行失调所致的不眠

《黄帝内经·灵枢》营卫生会第十八、邪客第七十一、大惑论第八十中所记载的不眠，显然是由于卫气运行失调所致，与心神问题无关。《伤寒论》第76条"……虚烦不得眠……栀子豉汤主之。"也是由于胸中无形之热致使在表的卫气不得回归胸而造成不眠。卫气运行失调所致的不眠，"内经派"认为是由于卫气不得通过跷脉由表入里所致，"经方派"则认为是由于胸气不利，表的卫气不得回归胸所生。

胸气不利的原因

①胸中存在无形之热。

②胸中存在痰热。
③胸中有寒。
④热从其他脏腑传入胸。
⑤胃气不和（胃中食滞不化，胃气不和引起心下不利，结果胸气也不利。）

总之由于胸气不利，在表（皮）的卫气无法从皮→膈（上）回流至胸，即使入夜卫气也大多停留在表（皮）而造成不眠。

◆倒时差

分析一下倒时差的问题。日本时间晚上 11：00 点睡觉的人，来到有 8 小时时差的国外，必须在当地时间晚上 11：00（日本时间下午 3：00）睡觉。即当地时间已经到了晚上 11：00，人体却仍处于下午 3：00 的状态，在表的卫气没有入里，人就没有困意。此时的不眠以卫气运行的问题为主，与"心神不宁"没有直接关系。

2. 心神不宁所致不眠

存在直接或间接的心火（虚热、实热），热直接引起心神不宁或热致阴损而引起心神不宁，结果造成不眠。

心神不宁与其他脏腑

虚证

①心肾阴虚（肾的阴虚阳亢）

肾阴不足，虚热及心，心有虚热，心阴不足致使心神不宁而不眠。（请同时参考心肾不交项）

②心脾血虚

中医认为脾的运化衰弱，气血生成状况不良，心血不足则心神不宁。经方认为胃气的功能衰弱,气血生成状况恶化,导致心血不足而出现心神不宁。

③胆气虚(胆气不足)

胆主疏泄和收敛,调节着全身气机。某种原因造成"胆寒"(胆气不足)时,胆的收敛、疏泄作用都会出现失调。心神的安定也必须依靠胆的收敛作用,此作用不足则提心吊胆,惶恐不安,丧失决断力,心神不宁。胆气虚与一般意义上的气虚略有不同,益气补气的黄芪等也无法改善。胆气不足的治疗在于使"胆寒"变得"胆大"。在药物中,酸枣仁应该具有这种功效。

◆**心肾不交**

心火不得下降,肾水不能上升即为心肾不交,被认为是不眠的起因,代表治疗处方为交泰丸(《医方集解》黄连、桂心)。黄连清心火,使心火降至肾;桂心增强肾的气化,使肾水上升至心。然而在《伤寒论》中,黄连与桂枝相配伍的处方为黄连汤,在该处方中黄连、桂枝不是用来交通心肾,而是促使胸、膈、心下升降。黄连汤证中即使有不眠,其病理也并非由于心肾不交,而是由于胸热传至心,致使心神不宁;或在表的卫气无法回归胸。因此用交泰丸有效的不眠,并非由于心肾不交,反而是因为胸中有热引起胸、膈、心下升降不利。

心火和肾水不相济,心肾不交导致不眠,在中医学中这一学说看似美妙,但不论如何是属于虚拟世界。对生理上的"火",例如心火或命门之火等,不能予以明确释义,就不应该使用类似词语。即便不运用生理上"火"的概念,至少临床上也没有什么行不通的。

实证

①胆郁

胆气郁滞无法疏泄时,胆中蕴热,热传至心包造成心神不宁。

②痰热

胸中痰热致使胸气不利,在表的卫气无法回归胸。胸中痰热又传至心包,致使心神不宁而出现不眠。

③其他

伤寒等疾病的发展过程中,胃热行于心、心包,引起心神不宁而出现不眠。

3. 对不眠的中医辨证及治疗方剂

《中医内科学讲义》(上海中医学院主编,1976年,医药卫生出版社,香港)

①心脾血虚

治法:补养心脾以生血气

方药:归脾汤、养心汤等

②阴虚火旺

治法:壮水制火,滋阴清热

方药:黄连阿胶汤、朱砂安神丸、天王补心丹等

③心胆气虚

治法:益气镇惊,安神定志

方药:安神定志丸、酸枣仁汤等

④胃中不和

治法:消导和胃为主,佐以化痰清热

方药:保和汤、半夏秫米汤等

⑤心肾不交,心火偏旺

治法：交通心肾
方药：交泰丸

《实用中医内科学》（1985年、上海科学技术出版社）
①心脾两虚
治法：补益心脾，养血安神
方药：归脾汤
②心肾不交
治法：交通心肾
方药：交泰丸
③肝郁血虚
治法：疏肝养血安神
方药：酸枣仁汤加柴胡
④心虚胆怯
治法：益气镇惊，安神定志
方药：安神定志丸加酸枣仁夜交藤牡蛎
⑤痰热内扰
治法：化痰清热，养心安神
方药：清火涤痰汤
⑥胃气不和
治法：和胃化滞
方药：保和丸、越鞠丸加山药麦芽莱菔子

处方内容

养心汤（《证治准绳》）
黄芪　茯苓　茯神　当归　川芎　炙甘草　半夏曲　柏子仁　酸枣仁　远志　五味子　人参　肉桂

朱砂安神（《兰室秘藏》）
川连　生地　当归　甘草　辰砂
天王补心丹（《世医得效方》）
生地　人参　元参　丹参　天冬　麦冬　当归　五味子　茯苓　桔梗　远志　酸枣仁　柏子仁　蜜丸如弹子大　朱砂为衣
安神定志丸（《医学心悟》）
茯苓　茯神　远志　人参　石菖蒲　龙齿
保和汤（《医学心悟》）
麦芽　山楂　莱菔子　厚朴　香附　甘草　连翘　陈皮
交泰丸（《韩氏医通》）
黄连　桂心
归脾汤（《济生方》）
人参　黄芪　白术　茯神　炙甘草　当归　龙眼肉　炒酸枣仁　远志　木香　生姜　大枣

◆ 关于胆气不足

经典对胆的描述

《黄帝内经素问·灵兰秘典论》

"胆者，中正之官，决断出焉"。

"凡十一藏皆取决于胆。"

胆气不足的症状

"人将捕之"

在《灵枢》邪气脏腑病形中描述为："胆病者，善太息，口苦，呕宿汁……，心下澹澹，恐人将捕之……。（善太息：经常叹气；呕宿汁：呕吐；心下澹澹恐：惴惴不安、惶恐；

人将捕之：似乎有人前来捕捉自己一般不安。)"。在《素问·脉要精微论中》也谈到："肝病者，……，善恐，如人将捕之，……"

那么，"恐，如人将捕之"究竟是属于肝还是属于胆的症状？我认为是胆的病症。胆气虚不能决断时，容易对任何事物都感到恐惧，不安，老是害怕。

"食亦"

《素问·气厥论》"胃移热于胆，亦曰食亦"。

食亦：能食，身体反而容易疲劳。

其他

对胆气不足，《内经》之后的书籍基本以《内经》中的症状为主，《中脏经》多了"头眩"、"不能独卧"，《医学入门》载有"虚怯昏泪"、"不眠善恐"，增加了眩晕、不眠等症状。两本书中均记载有"人将捕之"。

肝与胆的关系

如在《经方医学（第一卷）》中所述，胆主气的疏泄与收敛，肝主血的运行与藏血。对气的疏泄与收敛并非由胆直接进行调节，而是借助了膈的升降出入之力。

胆气不足之脉

胆气不足之脉，表现为两关或两关前短，按之无力。按之有力的脉，即便盛于两关形似短脉，也非胆气不足。那么短脉究竟是何种脉象呢。《素问》脉要精微论有"短则气病"；《濒湖脉学》引自《脉经》的描述为"应指而回，不能满部";引自《脉决》为"短脉,不及本位"。此外由《脉经》"关上脉,浮而大,风在胃中,张口肩息,心下澹澹,食欲呕"可知,"关上的脉,浮而大(同短脉)……心下澹澹,食欲呕"与《灵枢》邪气脏腑病形所记载的胆病病症相同。《脉决汇辨》(李延是)论述到"短脉濇小,首尾俱俯,中间突起,不能满部";"短之为象,两头沉下,而中间独浮也";"短主不及,为气虚证,……短在左关,肝气有伤,……短在右关,膈间为殃,……",说明短脉两端沉而中间独盛,为气虚之脉。戴同父认为"短脉只当见于尺寸,若关中见短,是上不通寸,下不通尺,为阴阳绝脉而必死"。李延是却否定了此说,提出短脉可见于寸、关、尺各部。笔者赞同后者的说法,但对"短在左关,肝气有伤"难以苟同。

笔者对"短脉"的看法如下。

如"无头无尾,中间突起"所述,短脉"上鼓如豆,按之无力"。此外在临床上短脉基本见于寸关之间(关前)。

短脉的常见部位及脉形

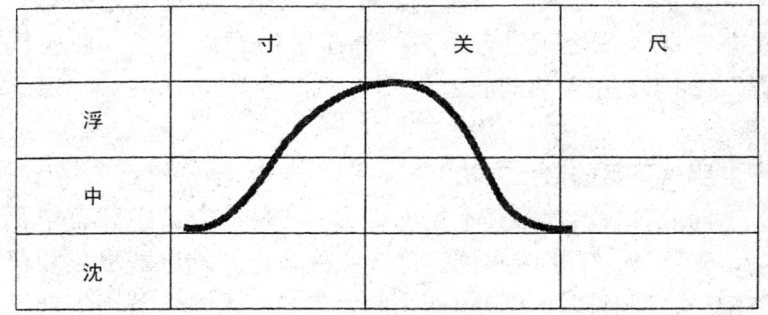

胆气不足时，关前呈现短脉是由于胆气不足致使膈气也不足，反映为两关前出现短脉。

胆气不足的一般症状
不安、不眠、缺少决断力。不能向外发怒，反而转向自己。也可见易疲劳、口干、口苦、眩晕、动悸、胃胀满、腹胀等多种症状。

胆气不足与胆气郁结
在治疗胆气不足的过程中，随着胆气不足的程度得以改善，反而会出现一些胆气郁结的症状。例如可能会稍稍向外发怒等。此时需要在补胆的处方中加入少量疏胆药（如柴胡）。

"温胆"的含义
冠以"温胆"的处方有温胆汤及黄连温胆汤等，以竹茹、半夏、枳实、橘皮、茯苓、大枣、生姜、炙甘草构成，或加入黄连。温胆汤具有清热、化痰、行气的功效，尽管使用了竹茹、黄连等寒凉药却冠以"温胆"之名。此处的"温胆"并非温补之意，所谓"胆寒"也是指"吃惊"、"寒意"，决非"身体发冷"的意思。"温胆"的意思在于"使胆气温"，而不是用温热药温之。

胆气不足的治疗方法
四处查找治疗胆气不足的处方，《普济方》中载有中正汤、茯苓汤、千里流水汤。这3张处方中，均以酸枣仁和茯苓配伍，同时还加入地黄、当归、麦冬、人参、黄芪等补气血药物。现在日本的胆气不足患者，很大比例上"挟痰"，为此必须去掉补药，加入化痰药、行气药。为便于参考，将《普济方》所记载的处方列举如下：

胆虚寒
中正汤（《圣惠方》）　治胆气不足，常多恐惧，头眩痿厥，四肢不利，僵仆，目黄失精，一名酸枣散。

茯苓（去皮）　酸枣仁　黄芪　羌活各一两　甘菊花　熟地黄　柏子仁　防风各一两　人参　白芍药　当归　甘草（炙）各五钱

茯苓汤（《永类钤方》）　治胆气虚冷，头眩痛，心神恐畏，遇事多惊，不能独睡，胸中满闷，口苦。

茯神（去木）　酸枣仁　黄芪　白芍药　五味子　柏子仁各一两　桂心　熟地黄（酒洗）人参　甘草（炙）各半两

胆虚不得眠
千里流水汤　治胆虚不得眠，及胆虚头眩厥，足痿指不能摇，躄不能起，僵仆，目黄失精，虚劳烦扰，因惊胆摄，奔气在胸，喘，浮肿不睡。

麦冬（去心）　半夏（汤浸）各三两　茯苓四两　酸枣仁（炒）二升　甘草（炙）　桂心　黄芩　远志（去心）　萆薢　人参各二两　生姜二两　秫米一斗

治疗胆气不足应以酸枣仁汤为主，合方加入半夏厚朴汤、竹茹温胆汤等。此外，补气可加入黄芪，兼痰热者可参考腹证等加入小陷胸汤。如前所述兼轻度胆郁者可加入少量柴胡等。

总结

胆气不足的最大特征为两关或两关前呈现短脉。以此为指标，考虑好兼证的处方用药，必定会收到一定效果。

酸枣仁汤

条文

《金匮·血痹虚劳病脉证并治第六》

第19条　虚劳，虚烦不得眠，酸枣仁汤主之。

酸枣仁汤方　酸枣仁二升　甘草一两　知母二两　茯苓二两　芎䓖二两　（深师有生姜二两）

上五味，以水八升，煮酸枣仁得六升，内诸药煮取三升，分温三服。

条文解析

《金匮·血痹虚劳病脉证并治第六》

第19条　虚劳，虚烦不得眠，酸枣仁汤主之。

条文中虽有"虚劳"二字，但并非气血津液或五脏六腑疲弊所致的虚劳病，所呈现的症状看起来似乎是虚劳病，实际上是指时常心烦，不得眠。此属前述的胆气不足证，特征为"食亦（虽能食，但极易疲劳，倦怠感明显）"。若为真正的虚劳病，食欲自然应该减退。除胆气不足的特征症状，如"善太息（经常叹气）"、"心下澹澹（惶恐不安）"、"恐人将捕之（似乎有人前来捕捉自己，不安感）"等以外，又出现了"虚烦（时时心烦）不得眠"等症状。

酸枣仁汤证的病理机制为精神疲惫、打击、压力等致使胆气虚（胆寒状态），胆的疏泄、收敛作用均出现失调。胆的疏泄、收敛作用主司膈、胸、心下的升降出入，调节全身气机，该功能失调则会影响全身气机，引起各种各样的症状。首先因胆气不足，膈气不利，虚热内生于膈。膈热向上从胸传至心包、心，向下从心下传至胃，结果胸、心包、心、胃皆出现虚热。胃的虚热损伤胃阴，形成虚热—阴虚—虚热—阴虚的恶性循环。因此胃津无法补胸、心包、心之阴，也不能清除虚热。胸、心包有虚热则"虚烦"；胆气不足则"心神不宁"；心有虚热则"不得眠"。

处方解析

酸枣仁为主药，可补胆气，使胆的功能得以恢复，胸、膈、心下的升降出入得以改善。随着胆的收敛功能恢复，心神逐渐安定。心中有虚热，但此虚热并非直接来自心，而是来自膈热。此外如果胃阴充足，心的虚热便可自清。因胃也有虚热，胃阴不足，就无法补心阴，清心的虚热。知母清胃中虚热，补胃阴。此外如《别录》中"伤寒久疟烦热，胁下邪气，膈中恶"所述，知母也可清膈热。总之知母可清胃和膈的虚热，补胃阴。心的虚热为继发的，没有必要用黄连。如果不清膈和胃之热，不补胃阴，就无法阻止心的虚热再次产生。川芎使心血向络的方向行进，可祛除心热。

若视络为中心，川芎使心血进入络，芍药使络血回归肝、心。若视心为中心，川芎将心血运出络，芍药将络血运回心。由于川芎可将心血运出络，心热便从心运出络，心中虚热则减。茯苓直接宁心安神。炙甘草守胃，使胃的气津得以生成。综上，表现为"虚烦，不得眠"的胆气不足证，可主要用酸枣仁汤治疗。（图33）

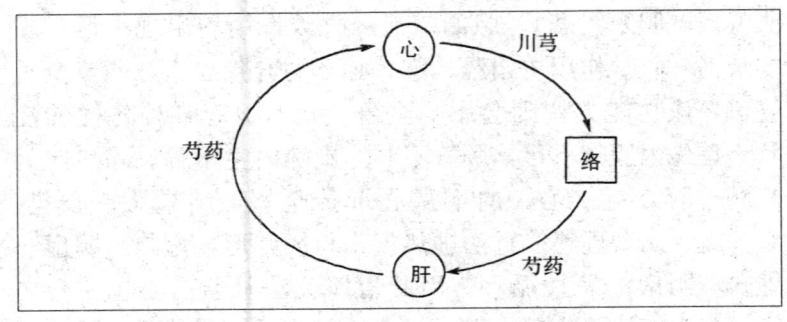

图 33

在临床应用中,保留酸枣仁汤中的酸枣仁、茯苓,加入柏子仁、龙眼肉,再加化痰、补气、补血、补阴等药物,就可应对胆气不足兼见其他病证者。

◆关于酸枣(仁)的药效

酸枣

《本经》上品:

味酸平。治心腹寒热邪结气。四肢酸疼湿痹。久服安五藏。轻身延年。

《别录》上品:

无毒。主治烦心不得眠,脐上下痛,血转,久泄,虚汗,烦渴,补中,益肝气,坚筋大骨,助阴气,令人肥健。恶防己。

山茱萸

《本经》中品:

味酸平。治心下邪气寒热。温中。逐寒湿痹。去三虫。久服轻身。

《别录》中品:

……强阴,益精,安五藏……。恶桔梗,防风,防己。

根据《本经》的记载，酸枣和山茱萸的性味皆为酸平，功效十分接近。关于酸枣，在《本经》中并无"治不眠"的功效，《别录》记载有"治烦不得眠"。在唐代《新修本草》（公元657年）中首次记载了酸枣仁对不眠有效。时代更迭，在明代《本草纲目》中有"其仁甘而润。故熟用疗胆虚不得眠，烦渴虚汗之证。生用疗胆热好眠。"，记述了"仁"味甘而非味酸，并明确了生熟的不同。实际使用酸枣仁的处方，在《金匮要略》之后有《千金要方》的千里流水汤、酸枣仁汤等，在唐代用的是"仁"。（参照《经方药论》）

当然《本经》系统的本草学与《伤寒》、《金匮》系统的本草学不同，用《本经》的药物功效多无法圆满解释《伤寒》、《金匮》的处方。另一方面《别录》只是《伤寒》、《金匮》之后的本草书，有些地方牵强地加入《伤寒》、《金匮》所述药物功效，例如麻仁"复血脉"等。在《别录》中酸枣的功效为"主治心烦不得眠"，可以看出此处硬是将《伤寒》、《金匮》中酸枣仁的药效添加上去。

此外，审视现代中医本草书可见"酸枣仁：味甘酸，气平"的记述，但实际品尝酸枣仁时就会发现，其并无酸味，仅略有甘味，有关这一点《本草纲目》中的"味甘润"是正确的，不过润的功效并不强。据此，酸枣（果实）与酸枣仁的功效各异，酸枣（果实）的功效接近于山茱萸，酸枣仁则具有与酸枣（果实）不同的功效。研究《伤寒》、《金匮》处方中药物的药效时，《本经》、《别录》之后的本草书没有多大参考价值。在此仅为了参考，摘录《本草纲目》对酸枣仁的记述如下：

酸枣仁

气味　酸，平，无毒。〔宗奭曰〕微热。〔时珍曰〕仁：

味甘，气平。〔斅曰〕用仁，以叶拌蒸半日，去皮、尖。〔之才曰〕恶防己。

主治　《本经》：心腹寒热，邪结气聚，四肢酸痛湿痹。久服，安五藏，轻身延年。《别录》：烦心不得眠，脐上下痛，血转久泄，虚汗烦渴，补中，益肝气，坚筋骨，助阳气，能令人肥健。（甄权）筋骨风，炒仁研汤服。

发明　〔恭曰〕本经用实疗不得眠，不言用仁。今方皆用仁。补中益肝，强筋骨，助阴气，皆酸枣仁之功也。〔宗奭曰〕酸枣经不言用仁，而今天下皆用之。〔志曰〕按五代史，后唐刊石药验云：酸枣仁，睡多生使，不得睡炒熟。陶云食之醒睡，而经云疗不得眠。盖其子肉味酸，食之使不思睡；核中仁服之，疗不得眠。正如麻黄发汗，根节止汗也。〔时珍曰〕酸枣实味酸性收，故主肝病，寒热结气，酸痹久泄，脐下满痛之症。其仁甘而润，故熟用疗胆虚不得眠，烦渴虚汗之证，生用疗胆热好眠，皆足厥阴，少阴药也。今人传以为心家药，殊昧此理。

效能　补益胆和心的气阴，治不眠不安。

黄连阿胶汤

条文

第303条　少阴病，得之二三日以上，心中烦，不得卧，黄连阿胶汤主之。

黄连阿胶汤方　黄连四两　黄芩二两　芍药二两　鸡子黄二枚　阿胶三两

上五味，以水六升，先煮三物，取二升，去滓。内胶烊尽，小冷。内鸡子黄，搅令相得。温服七合，日三服。

参考条文

第301条　少阴病始得之，反发热，脉沉者，麻黄细辛附子汤主之。

第302条　少阴病，得之二三日，麻黄附子甘草汤微发汗。以二三日无证，故微发汗也。

第304条　少阴病，得之一二日，口中和，其背恶寒者，当灸之，附子汤主之。

第320条　少阴病，得之二三日，口燥咽干者，急下之，宜大承气汤。

第324条　少阴病……始得之，手足寒，脉弦迟者，此胸中实，不可下也，常吐之，（参照355条），若膈上有寒饮，干呕者，不可吐也，常温之，宜四逆汤。

条文解析

第303条　少阴病，得之二三日以上，心中烦，不得卧，黄连阿胶汤主之。

少阴病，得之

少阴病篇的条文中记载为"得之……"，如"始得之"、"得之一二日"、"得之二三日"、"得之二三日以上"等的条文共有6条。第301条麻黄细辛附子汤证一般被认为属少阴直中。在经方医学上，此条为寒邪将从后通卫气所支配领域的皮部直接侵入至肾。

因此在"得之……"的条文中，如第301条，邪的侵入途径不同于从太阳开始传变的一般途径，而是从后通卫气的支配领域开始，直接侵入肾（直中）。第301条麻黄细辛附子汤证、第 302 条麻黄附子甘草汤证、第 304 条附子汤证均为寒邪从后通卫气的支配领域开始,保持其寒性直接侵入肾。另一方面,经过二三日或更长时间,邪化热侵入肾和胃就形成少阴直中的热证。热快速消耗了肾阴和胃阴,出现阴虚阳亢或热盛伤阴,如第 303 条黄连阿胶汤证(肾阴虚阳亢,心热亢盛)、第 320 条大承气汤证(胃热亢盛,伤阴)。(图 34)

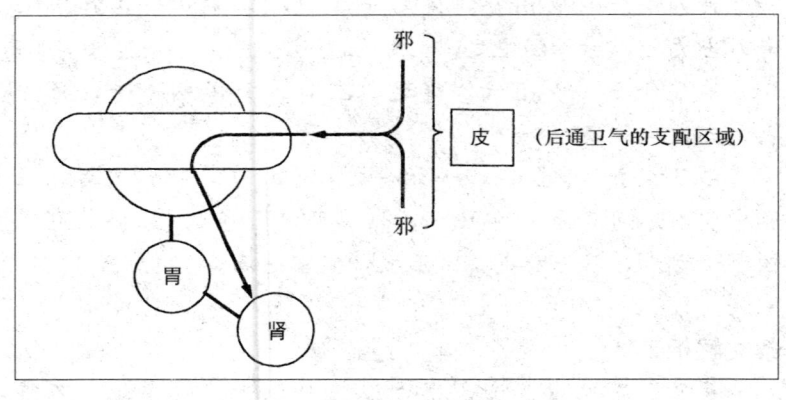

图 34

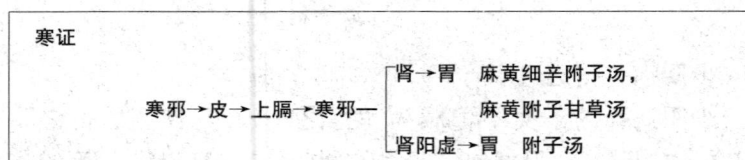

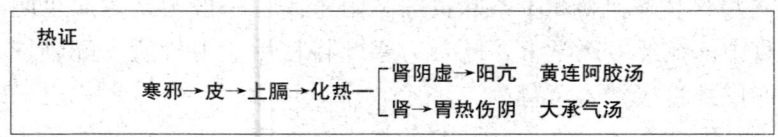

少阴病一般呈虚寒证,如第 281 条"少阴之为病,脉微细,但欲寐也。"少阴病多由阳病转化,或多因误治等传变

而来，然而也有从后通卫气的支配领域（皮）直接进入到肾，即"少阴直中"，后者的传变途径于上述完全不同。黄连阿胶汤证也是寒邪从皮部侵入肾，化热后热灼肾阴，肾阴消耗致阴虚阳亢。阳亢之热从肾冲向胸、心、心包，造成胸、心、心包之热亢盛。胸热故"心中烦（不是虚烦）"，心、心包热则心神不宁"不得卧"。"心中烦，不得卧"的症状非常严重，心中闷而坐卧不宁，急躁，不能安静地躺在床上，可以说接近烦躁状态。不过，与其说此为少阴病后随即化热伤阴，不如说原本就存在着阴虚内热，后者的认识更为妥当。

处方解析

黄连四两直接清心、心包之热，也可清胸热。胸热传至膈，膈中蕴热，为此用黄芩二两清解。阿胶、鸡子黄补胃阴；芍药使胃阴供给肾以补肾阴。如此便可遏制阴虚阳亢之势。（图35）

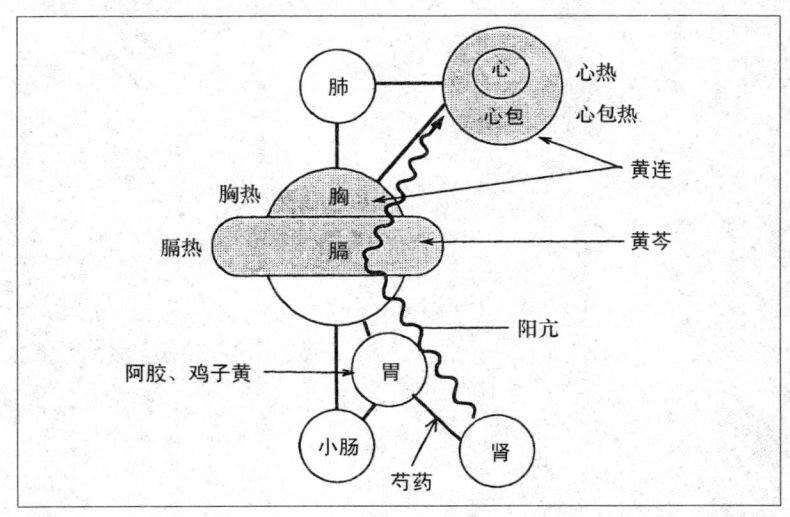

图 35

阿胶、鸡子黄为血肉有情之品,在补阴药物中能最有效且最快速地补阴,用于近似烦躁的"心中烦,不得卧"等骤然出现的较为严重的症状。

柴胡汤类方

小柴胡汤

条文

第37条　太阳病，十日以去，脉浮细而嗜卧者，外已解也。设胸满胁痛者，与小柴胡汤。脉但浮者，与麻黄汤。

第96条　伤寒五六日中风，往来寒热，胸胁苦满，嘿嘿不欲饮食，心烦喜呕，或胸中烦而不呕，或渴，或腹中痛，或胁下痞鞕，或心下悸，小便不利，或不渴，身有微热，或咳者，小柴胡汤主之。

第97条　血弱，气尽，腠理开，邪气因入，与正气相搏，结于胁下。正邪分争，往来寒热，休作有时，嘿嘿不欲饮食，藏府相连，其痛必下，邪高痛下，故使呕之，小柴胡汤主之。服柴胡汤已，渴者属阳明，以法治之。

第98条　得病六七日，脉迟浮弱，恶风寒，手足温，医二三下之，不能食而胁下满痛，面目及身黄，颈项强，小便难者，与柴胡汤，后必下重。本渴饮水而呕者，柴胡汤不中与也，食谷者哕。

第99条　伤寒四五日，身热，恶风，颈项强，胁下满，手足温而渴者，小柴胡汤主之。

第100条　伤寒，阳脉涩，阴脉弦，法当腹中急痛，先与小建中汤。不差者，小柴胡汤主之。

第101条　伤寒中风，有柴胡证，但见一证便是，不必悉具。凡柴胡汤病证而下之。若柴胡证不罢者，复与柴胡汤，必蒸蒸而振，却复发热汗出而解。

第103条　太阳病，过经十余日，反二，三下之。后四，五日，柴胡证仍在者，先与小柴胡。呕不止，心下急，郁郁微烦者，为未解也，与大柴胡汤，下之则愈。

第104条　伤寒十三日不解，胸胁满而呕，日晡所发潮热，已而微利。此本柴胡证，下之以不得利，今反利者，知医以丸药下之，此非其治也。潮热者，实也。先宜服小柴胡汤以解外，后以柴胡加芒硝汤主之。

第144条　妇人中风，七八日续得寒热，发作有时，经水适断者，此为热入血室，其血必结，故使如疟状发作有时，小柴胡汤主之。

第148条　伤寒五六日，头汗出，微恶寒，手足冷，心下满，口不饮食，大便鞕，脉细者，此为阳微结，必有表，复有里也。脉沉，亦在里也。汗出，为阳微。假令纯阴结，不得复有外证，悉入在里，此为半在里半在外也。脉虽沉紧，不得为少阴病。所以然者，阴不得有汗，今头汗出，故知非少阴也，可与小柴胡汤。设不了了者，得屎而解。

第149条　伤寒五六日，呕而发热者，柴胡汤证具，而以他药下之，柴胡证仍在者，复与柴胡汤。此虽已下之，不为逆，必蒸蒸而振，却发热汗出而解。若心下满而鞕痛者，此为结胸也，大陷胸汤主之。但满而不痛者，此为痞，柴胡不中与之，宜半夏泻心汤。

第229条　阳明病，发潮热，大便溏，小便自可，胸胁满不去者，与小柴胡汤。

第230条　阳明病，胁下鞕满，不大便而呕，舌上白胎者，可与小柴胡汤。上焦得通，津液得下，胃气因和，身濈然汗出而解。

第231条 阳明中风，脉弦浮大，而短气，腹都满，胁下及心痛，久按之气不通，鼻干，不得汗，嗜卧，一身及目悉黄，小便难，有潮热，时时哕，耳前后肿，刺之小差，外不解。病过十日，脉续浮者，与小柴胡汤。

第266条 本太阳病不解，转入少阳者，胁下鞭满，干呕不能食，往来寒热，尚未吐下，脉沉紧者，与小柴胡汤。

第379条 呕而发热者，小柴胡汤主之。

第394条 伤寒差以后更发热，小柴胡汤主之。脉浮者，以汗解之。脉沉实者，以下解之。

《金匮·呕吐哕下利病脉证治第十七》
第15条 呕而发热者，小柴胡汤主之。

妇人产后病脉证治第二十一
第2条 产妇郁冒，其脉微弱，呕不能食，大便反坚，但头汗出，所以然者，血虚而厥，厥而必冒，冒家欲解，必大汗出，以血虚下厥，孤阳上出，故头汗出。所以产妇喜汗出者，亡阴血虚，阳气独盛，故当汗出，阴阳乃复。大便坚，呕不能食，小柴胡汤主之。

第12条 《千金》 三物黄芩汤 治妇人在草褥，自发露得风。四肢苦烦热，头痛者，与小柴胡汤。头不痛但烦者，此汤主之。

妇人杂病脉证并治第二十二
第1条 妇人中风七八日，续来寒热，发作有时，经水适断，此为热入血室。其血必结，故使如疟状，发作有时，小柴胡汤主之。

◆ **关于膈**

要认识小柴胡汤证，对膈的理解不可或缺。下面首先阐述膈的三层构造及与之相对应的体表外壳的构造；其次将阐述胆借助于膈而对其他脏器的作用和影响；最后对膈的功能失调所造成的多种症状予以解析，并补充介绍与膈的构造相对应的一些药物及其功效。

（1）膈的三层构造

膈分为上膈、中膈、下膈三层，这三层分别对应体表外壳中的皮、膜—腠理、肌这三层。具体来说，上膈对应皮部，中膈对应膜—腠理，下膈对应肌部。膜隔在皮和肌之间，承担着连接中膈与腠理的作用，由于膜的存在中膈和体表外壳—腠理的功能才能相互连动起来（参照《经方医学（第一卷）》）。（图36）

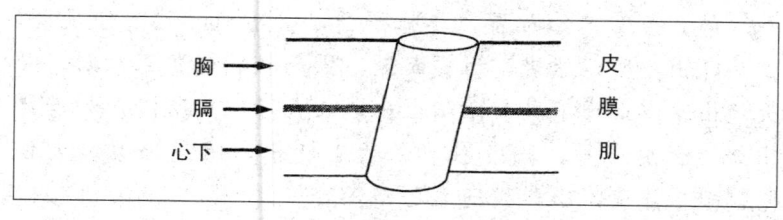

图36

膈具有三层构造，皮气和肌气这两种卫气精准地由特定部位外出体表，并由特定部位回归（参照《经方医学（第一卷）》）。前通、后通卫气从上膈外出皮部，并回到上膈。准确地说，前通卫气是从上膈前部，后通卫气是从上膈后部，出行于皮部所辖区域。肌气从心下经过下膈行于肌部，并从肌部经过下膈又回到心下。（图37）

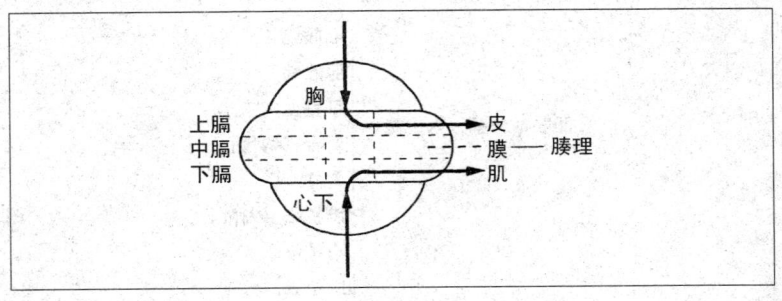

图 37

(2) 膈与胆的作用

根据《内经》记载,"凡十一藏皆取决于胆",胆是在胃、肾之后,有点第三个小发电站的意思。胆通过"疏泄"和"收敛"这一相互拮抗的作用,调节胆以外的其他十一脏腑以及其他器官、组织的机能(气机)。不过胆自身的能量非常小,仅靠胆的作用是不够的。胆的作用必须在膈的动态升降出入作用下才得以实现。(参照《经方医学(第一卷)》)。

总之,将胆的功能以及胆与其他脏腑的关联,具体归纳如下:

胆气主膈的出入(开闭),中膈通过隔开皮、肌的膜来控制腠理的开闭。因此腠理的开闭,由①皮部卫气(肺、肾)的供给量,②胆的疏泄、收敛作用(与膈的出、入作用相关)来控制。胆的疏泄、收敛作用通过肝还会影响到血的运行,即肝的疏泄(行血)作用及藏血作用。肝的疏泄作用,推动血在络→肝→心范围运行。与此相对,心主血作用是推进血在心→络范围运行。(图38)

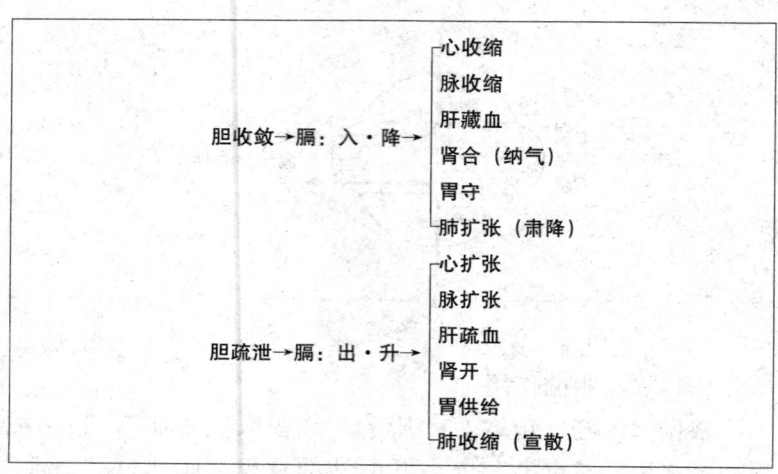

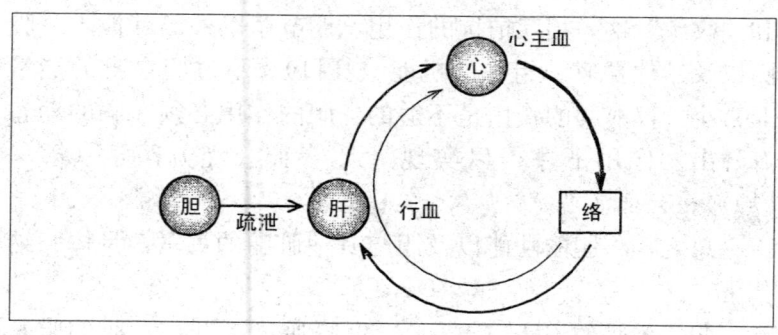

图 38

（3）膈与胸、心下

胸、膈、心下皆为主司气、津升降出入的重要器官。简要地说膈主出入，胸、心下主升降。膈的升降要依靠胸、心下的升降之力，膈本身为被动升降。换一个角度来说，胸、心下的升降，补充完善了膈的出入。胸、膈、心下成为一个整合功能单位，膈的异常会影响到胸、心下，胸的异常会波及膈、心下，心下的异常会影响膈、胸。因此当膈的机能失

调、出入不利时，也会影响胸、膈、心下的功能，导致升降功能失调。（图 39）

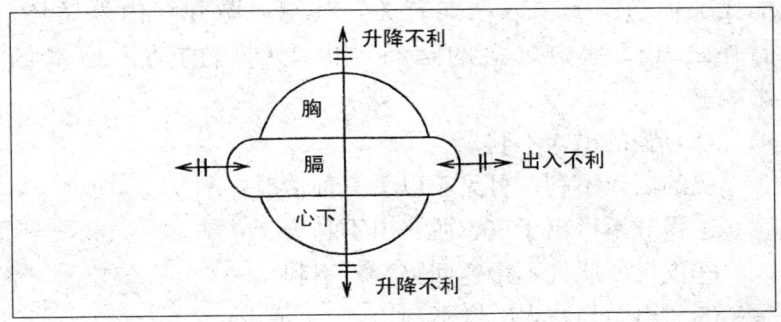

图 39

（4）膈的出入功能

膈负责气、津的升降出入，尤其是出入作用受到胃气的后援，并与胆的疏泄、收敛作用相关。将膈的"出"和"入"分开，图示气、津循环路径如下：

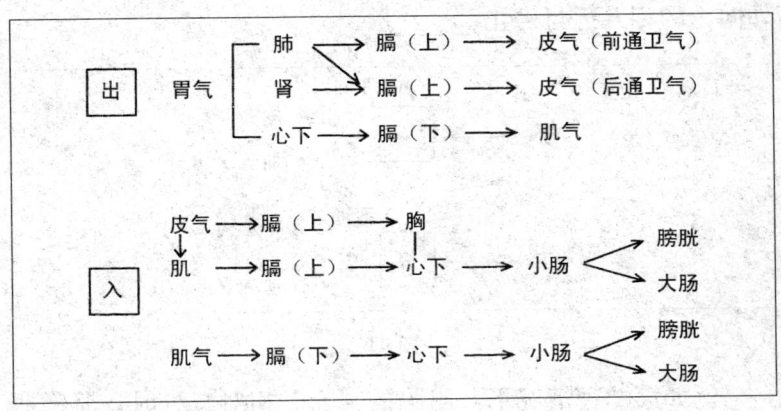

图 40

胃所产生的气、津，从膈出于体表外壳，并在外壳运行,又经膈回到胸、心下。同时产生于肌部的病理产物肌湿也经膈回到心下。不过脉外之气(气津)与膈的升降功能无关而与膈的出入功能有关,其与血脉并行内外循环。脉外之气及脉中之血的运行,也受到膈的动态运动的影响。

(5)膈的出入不利

膈的出入不利,可见于以下三种情况:

①胃气不得出于皮、肌(出不利)。

②皮气、肌气不得返回膈(入不利)。

③"出"与"入"皆不利。

第①种情况下,体表外壳中或皮气或肌气减少,或皮气、肌气都减少。

第②种情况下,体表外壳中或皮气或肌气过剩,或皮气、肌气都过剩(图41)。

第③种情况下,膈犹如陷入封锁状态,气由内向外,由外向内的相互运行停止。

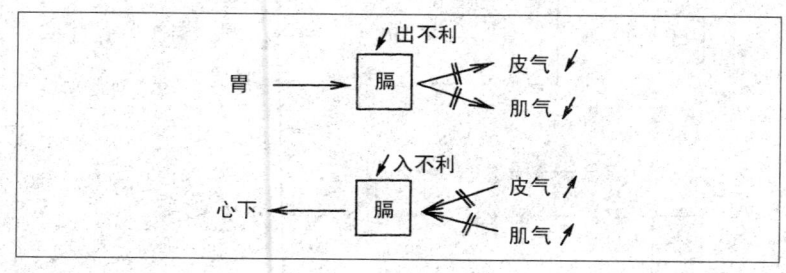

图 41

例如第②种情况下,当膈的"入"相对减少时,肌部肌气过剩。结果肌气在手足末端、手掌、足底部相对过剩,这些部位出现了烦热感。

正是由于膈的"入"的功能相对不利,在《金匮要略·妇人产后病篇》第 12 条小柴胡汤证中,手足末端出现肌气过剩,生热而"四肢苦烦热"。(图 42)

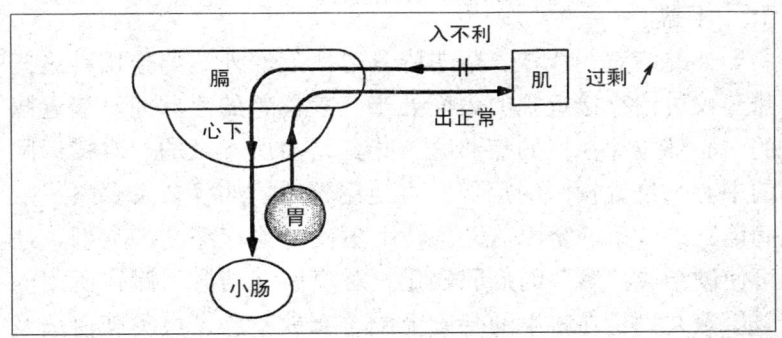

图 42

(6) 与膈的各层构造相对应的药物

如第(1)项中所述,膈的结构分为上、中、下三层,与这些构造相对应的某些药物,如麻黄对应上膈,柴胡对应中膈,桂枝对应下膈。(图 43)

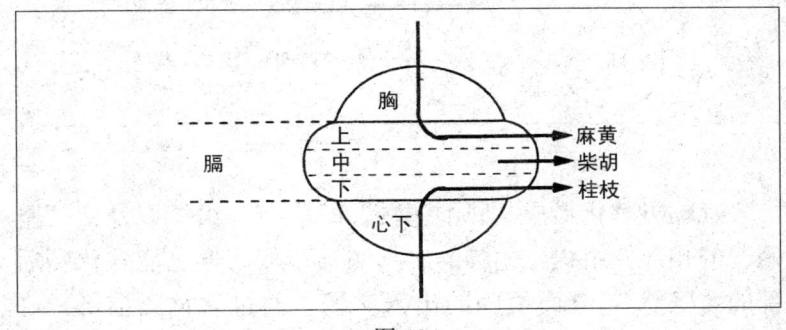

图 43

举例说明,《金匮要略·疟病篇》第 6 条的牡蛎汤是由牡蛎四两、麻黄四两、甘草二两、蜀漆三两构成,其中麻黄用于外达上膈的疟邪。桂枝在白虎加桂枝汤以及柴胡桂枝干姜汤中用于外达下膈的疟邪。柴胡为疟病治疗中重要的药物之一，柴胡主要作用于中膈，并可及上、下膈。

如此麻黄、桂枝、柴胡皆具有使疟邪外达的作用，这三味药仅可治疗接近膈的表面处于浅表位置的疟邪。对接近膈的中心部位深在性的疟邪这三味药是力所不及的。对接近膈的中心，位置较深的疟邪，可使用鳖甲，如《金匮要略·疟病篇》第2条的鳖甲煎丸。鳖甲不仅可治疗深在的疟邪，还可使硬结成"癥"的疟邪软化。对痰瘀互结成"癥"所用的鳖甲煎丸，是在鳖甲的基础上配合有软坚药、虫类破血药及葶苈等化痰药。蜀漆、常山作用于膈的所有部位，不论疟邪在上、中、下膈的表浅处，抑或在深部，都可用这两味药应对。（图44）

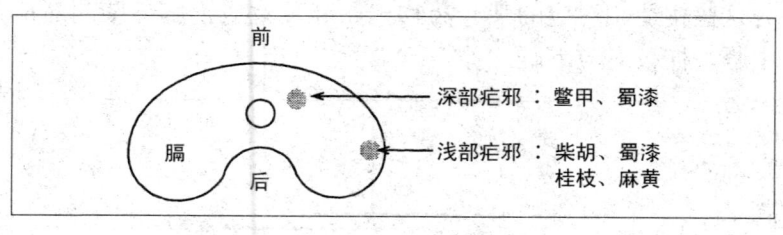

图 44

牡蛎可软化形成"胁下痞鞕"的膈前部组织以及变"坚硬"的相连软组织，使膈的出入顺畅。瓜蒌根也能软化膈后部的"坚硬"，继而使膈的出入顺畅。通过软化膈前部，心下→膈→肌通路部分存在的"坚硬"，也使气津出入润滑，肌湿可毫无停滞地回流至心下。具体将在疟病中详细叙述。（图45）

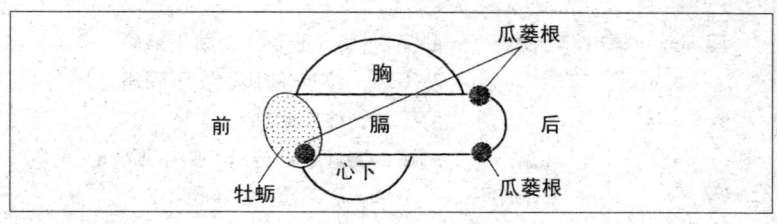

图 45

小柴胡汤总论

在《伤寒论》、《金匮要略》中，小柴胡汤主要用于急性疾患，即邪在膈的少阳病时期。肌卫的风邪从心下向膈，皮卫的寒邪从胸传变至膈，在膈所进行的邪正斗争的结果，膈中蕴热。膈的升降出入机能失调，同时膈热向上、向下或向外传变，引发了小柴胡汤证的各种症状。另一方面，在实际临床中小柴胡汤也常用于杂病（慢性疾患），此时与其说是少阳病，毋宁说由于阴阳失调，胆、膈功能失调，膈的升降出入不利所致。如此便与少阳病不同，膈未必有邪。

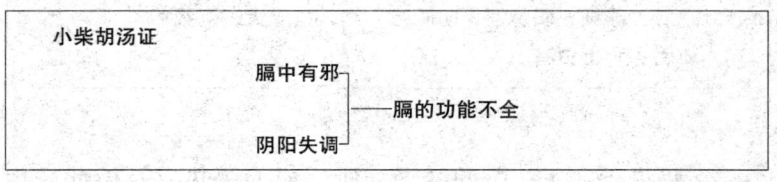

归纳《伤寒论》、《金匮要略》中少阳病小柴胡汤证的各个症状与五脏六腑和器官的关联如下。

```
膈邪──膈热──膈──── 胁痛，（胸）胁苦满，胁下痞硬
                      胁下满，（胸）胁满，胁下硬满
                      胁下痛，往来寒热
              ├胸──── 胸满，胸（胁）苦满，胸中烦，心烦
              ├心下── 心下悸，心下满
              ├心──── 心烦，心痛
              ├肺──── 咳，短气
              ├胃──── 嘿嘿不欲饮食，喜呕，呕，渴
                      口不欲食，时时哕，干呕不能食
              ├小肠── 腹中痛，腹中急痛，大便溏，腹都满
                      一身及目悉黄
              ├大肠── 大便硬，不大便
              ├膀胱── 小便不利，小便难
              ├血室── 经水适断者，此为热入血室
              ├外证── 往来寒热，身有微热，身热恶风
                      颈项强，手足温，日晡所发潮热
                      寒热，头汗出，微恶寒，手足冷
                      发热鼻干，不得汗，一身及目悉黄
                      耳前后肿，四肢苦烦热
              └头面部── 郁冒，头痛。
      脉：浮细，阳脉涩，阴脉弦，细，弦浮大，沉紧
      舌：舌上白苔
```

在膈进行邪正斗争的结果，所生成的膈热以及由此产生的膈功能不全，影响到各脏腑器官时便呈现出条文所述的各种症状。（图46）

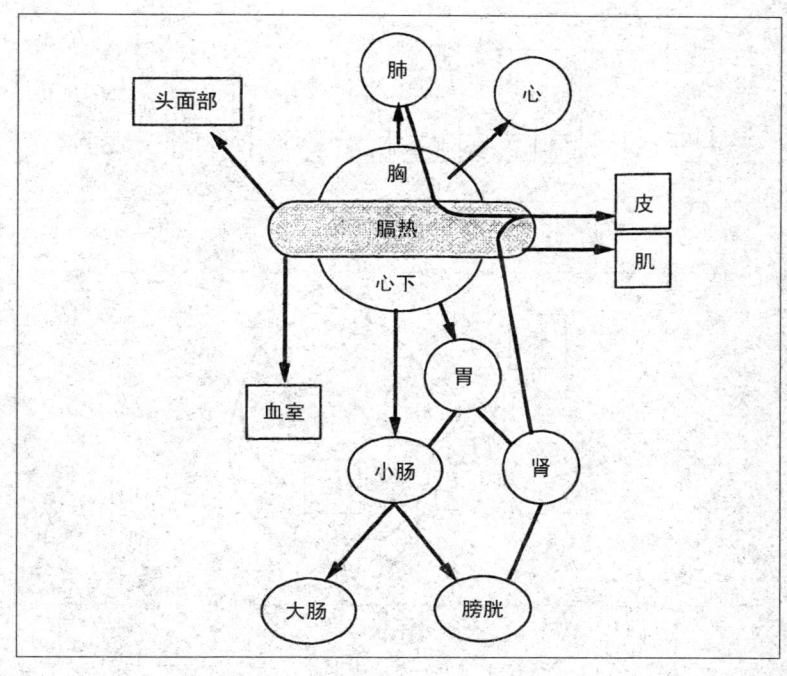

图 46

各论

热入血室

第144条"……经水适断者,此为热入血室……小柴胡汤主之。"的"热入血室"只是热从膈传到了血室,邪并未传变至血室。这一点与桃核承气汤(太阳病)中表邪从膈传变至血室,热从血室传至膀胱极其相似。(图48)

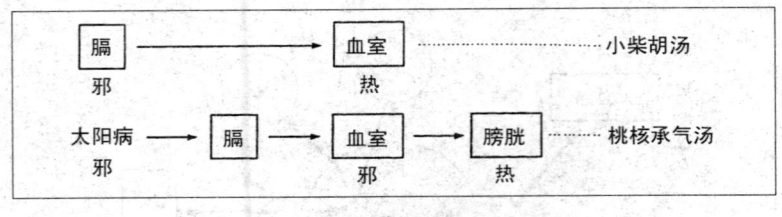

图 47

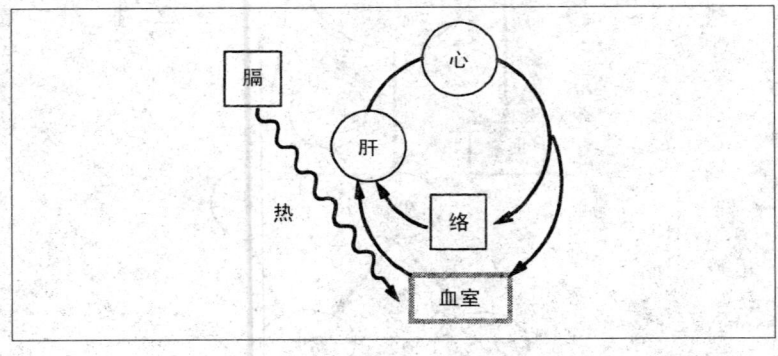

图 48

本条中的"血室"描述了血充盈于腹腔内的功能特点，并非特指子宫、肝脏等脏器。如果非说不可，"血室"是指腹腔内，特别是指骨盆内的静脉丛所具有的灌注血液的功能，"血室"承担着"肝藏血"的部分功能。

胸胁苦满

所谓"胸胁"是指"胸"和"胁"。一般常以"胸胁部"论事，这是错误的，"胸"和"胁"必须分开。第37条"胸满胁痛者"明确指出满在胸，痛在胁，严格将胸和胁区分开来。由第96条"胁下痞鞕"、第97条"结于胁下"、第99条"胁下满"、第230条"胁下鞕满"、第231条"胁下及心痛"、

第 266 条"胁下鞕满"、第 96 条"胸中烦"等条文,也可理解"胸"和"胁"特指不同部位。

受到鼓舞的胃气行于膈引起邪正斗争,出现"胁满"。此外胃气不仅行于邪正斗争展开之处——膈,还会过度上升至胸,表现为"胸满"。一般将季肋下的抵抗、压痛等称为"胸胁苦满",与季肋下压痛、抵抗相当的还有"胁下痛"、"胁下鞕满"、"胁下痞鞕"等。(图 49)

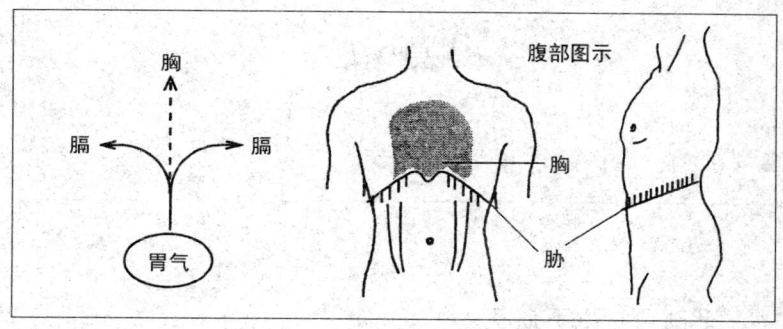

图 49

呈现往来寒热的小柴胡汤证

表证同时兼见"恶寒"和"发热",而少阳病证的"往来寒热"为恶寒与发热交替出现。恶寒时基本不发热(即使发热也是低热),发热时恶寒消失。

往来寒热的病理机制如下。

首先,外束皮部之邪,经皮→膈(上)→膈传变,或经皮→膈(上)→胸→膈传变;从肌部侵入的邪,经肌→膈(下)→膈传变,或经肌→膈(下)→心下→膈传变,无论何种途径皆汇聚到膈。(图 50、51)

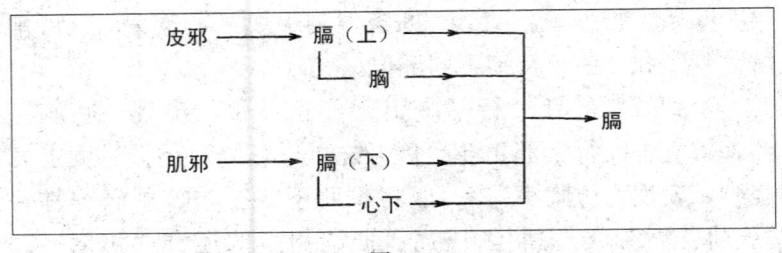

图 50

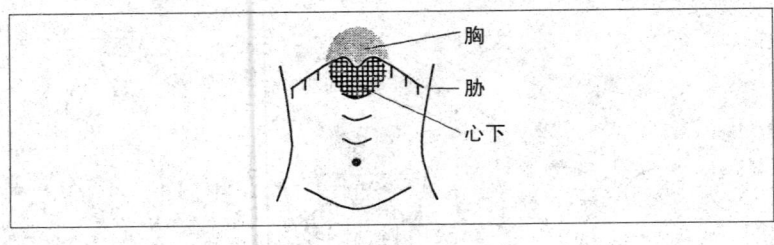

图 51

此时可见以下症状。

自觉症状：胸苦满、胁苦满、胁下痛
他觉症状：胁下硬

　　最终传变至膈的邪与受到鼓舞的胃气在膈引发了邪正斗争，结果膈中蕴热，生成膈热。在膈引发的邪正斗争中，正气主要来自胃气后援下的膈气。邪正斗争膈气被消耗而不断减少，又与当时产生的病理性膈热相纠结，导致膈的出入机能不能正常运转，膈如同关闭了一样，胃气无法从膈外达体表外壳（皮、肌）。另外胸和心下受到膈热的影响，很可能出现升降功能失调，如此脉外之气便将减少。（图 52）

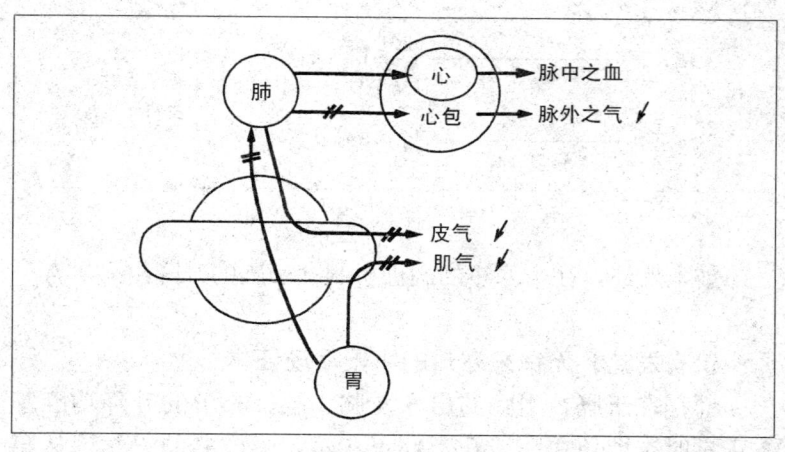

图 52

这种现象,一方面表明被鼓舞的胃气集中在邪正斗争的场所——膈。膈闭合后,卫气不得出入,升降不利使被鼓舞的胃气封闭在内不能外达皮、肌、肉部,所以不会引起发热,而是出现"恶寒"、"恶风"。(图 53)

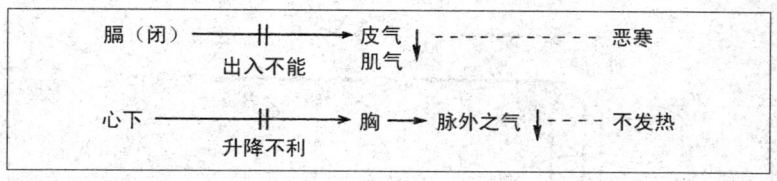

图 53

在膈的邪正斗争中,当正气(胃气)占据优势病情稍微好转时,膈接受胃气的充分供给,膈的出入、升降功能恢复,被鼓舞胃气通过皮、肌及脉外卫气一鼓作气地供给肉部,皮气恢复则恶寒消失,肌、肉部胃气过剩则"发热"。(图 54)

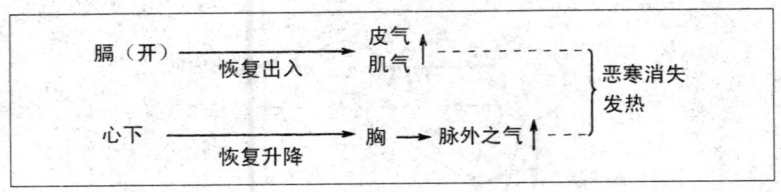

图 54

如上所述,往来寒热的病理机制在于膈的升降出入异常。

仅有发热,无往来寒热的小柴胡汤证

邪存在于膈,当膈的出入及胸、膈、心下的升降功能基本正常时,即便在膈展开了邪正斗争,受鼓舞的胃气或从膈以皮气、肌气的形式,或经心下→膈→胸→肺→心包以脉外卫气的形式供给至体表外壳,肌气以及运行在肉中的脉外卫气出现过剩而引起发热,皮部卫气也得到必要的充足供给,因此不会出现恶寒或恶风。(图 55)

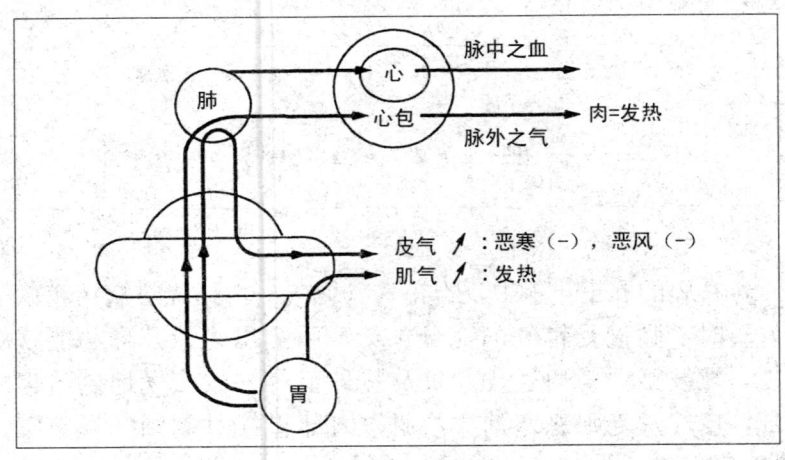

图 55

第99条"伤寒四五日，身热，恶风，头项强，胁下满，手足温而渴者，小柴胡汤主之。"中的"身热，恶风"，不同于膈的出入严重不利所呈现"往来寒热"的小柴胡汤证。在病理机制也与基本不存在膈的出入不利仅表现为发热的小柴胡汤证有少许差异。此时虽有膈的不利，但仅仅是上膈的出入不利，具体来说从上膈至皮部的"出"略有不利，故出现了恶风。被鼓舞的胃气过度供给肌和脉外，表现为身热。

服用柴胡汤后，汗出而解

第101条 伤寒中风，有柴胡证，但见一证便是，不必悉具。凡柴胡汤病证而下之。若柴胡证不罢者，复与柴胡汤，必蒸蒸而振，却复发热汗出而解。

第149条 伤寒五六日，呕而发热者，柴胡汤证具，而以他药下之，柴胡证仍在者，后与柴胡汤。此虽已下之，不为逆，必蒸蒸而振，却发热汗出而解。

原本柴胡证却误用下法，即便如此仍见柴胡汤证，再次投与柴胡汤后"蒸蒸而振，却发热汗出而解"。由于对柴胡汤证实行误下，膈邪残留且一定程度上损耗了胃气。随着胃气恢复，在膈的邪正斗争又再次展开，为此再次投与柴胡汤。柴胡汤使胃气旺盛，在膈的邪正斗争也进入白热化。此时膈热最为亢盛，当然热上可至胸、下可及心～胃。膈的邪正斗争白热化，膈的出入处于最为不利的状态，皮部卫气及肌气减少，表现为内热外寒，即"蒸蒸（内热）"、"振（外寒）"。之后，膈的邪正斗争从高峰期暂时进入平静状态，膈的出入得到一定程度的恢复。此时受到鼓舞被封闭于内不得外出的胃气，一鼓作气行于外而出现"发汗"，膈邪也借胃气外达之势外散而出。因此这里的"汗"来自皮部及肌部两个层次。随后膈邪被解除，膈的出入也恢复正常。以上是投与小柴胡汤后，膈邪以汗的形式被驱逐而出的过程。该机制与解除膈中疟邪的柴胡去半夏加瓜蒌汤或柴胡桂枝干姜汤相同，尤其接近第147条柴胡桂枝干姜汤的条文"初服微烦，复服汗出便愈"。（图56）

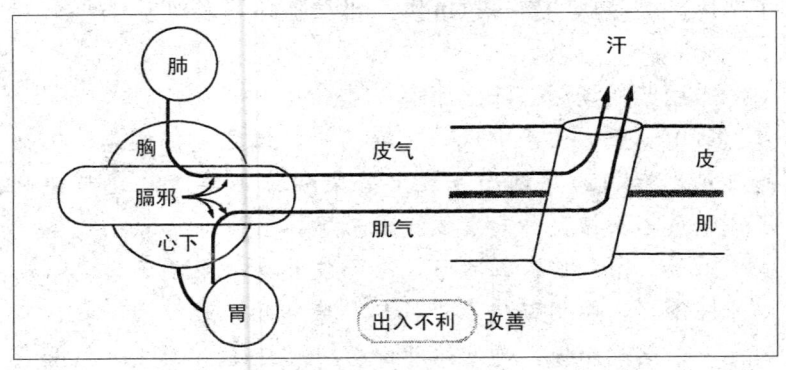

图 56

人参、大枣、生姜、甘草、半夏守护胃气使之旺盛，以承担在膈进行的邪正斗争。黄芩清膈热，柴胡将膈邪驱逐出膈。

再煎的柴胡汤，可将膈邪从膈驱逐至膈的出入处，或经心下驱逐至胸。之后正气或驱邪外达，或使邪下降至膀胱、大肠而得以祛除。

膈邪导致膈的出入不利

膈邪存在引起膈出入不利，特别当"出"不利时，胃气难以外达皮、肌则"恶寒，不发热"。反之膈邪在某种程度上被清解，膈一时好转，膈的出入恢复时，前通、后通卫气可外出皮部，同时肌气可行于肌部则"发热，恶寒消失"。
（图57）

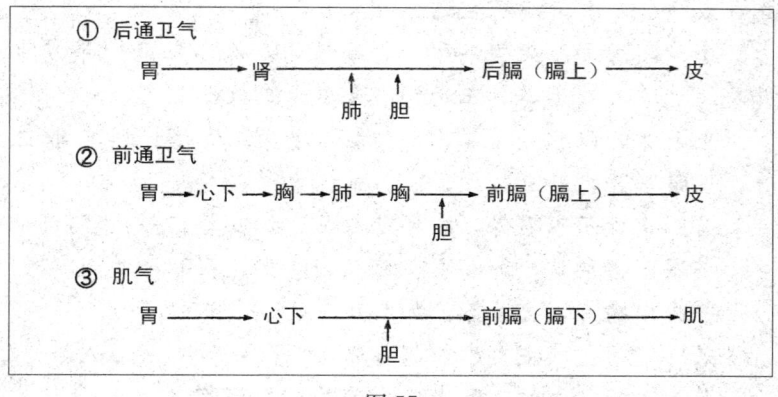

图 57

条文解析

第37条　太阳病，十日以去，脉浮细而嗜卧者，外已解也。设胸满胁痛者，与小柴胡汤。脉但浮者，与麻黄汤。

　　太阳病大约经过十日，邪不在外表已经传变至膈。不过即便过了十日，胃气仍处于振奋状态，在膈展开了邪正斗争故"胁痛"，过剩的胃气波及至胸则"胸满"。病证的主体位于膈以及胸（膈之上）故"脉浮"。邪正斗争已进行了十日，一定程度上损耗了胃气故"脉细"。胸满致使胸的升降不利，胃气不得上升至肺，为此皮部的卫气及脉外之气减少，出现严重的倦怠感故"嗜卧"。即使经过十日，若脉"但浮"不细，提示邪仍在皮部，宜投与麻黄汤。

第96条　伤寒五六日中风，往来寒热，胸胁苦满，嘿嘿不欲饮食，心烦喜呕，或胸中烦而不呕，或渴，或腹中痛，或胁下痞鞕，或心下悸，不便不利，或不渴，身有微热，或咳者，小柴胡汤主之。

小柴胡汤方　柴胡半斤　黄芩三两　人参三两　半夏半升洗　甘草炙　生姜各三两切　大枣十二枚擘

上七味，以水一斗二升，煮取六升，去滓，再煎取三升，温服一升，日三服。

若胸中烦而不呕者，去半夏人参，加瓜蒌实一枚。

若渴，去半夏，加人参合前成四两半，瓜蒌根四两。

若腹中痛者，去黄芩，加芍药三两。

若胁下痞鞕，去大枣，加牡蛎四两。

若心下悸，小便不利者，去黄芩，加茯苓四两。

若不渴，外有微热者，去人参，加桂枝三两，温覆微汗愈。

若咳者，去人参大枣生姜，加五味子半升，干姜二两。

参考：《辅行诀》大阴旦汤（小柴胡汤）中有芍药四两。对该条文的解说见小柴胡汤总论。

第97条　血弱，气尽，腠理开，邪气因入，与正气相搏，结于胁下。正邪分争，往来寒热，休作有时，嘿嘿不欲饮食，藏府相连，其痛必下，邪高痛下，故使呕也，一云藏府相违其病必下胁膈中痛小柴胡汤主之。服柴胡汤已，渴者属阳明，以法治之。

本条文的一部分接近第96条"往来寒热，嘿嘿不欲饮食，喜呕（故使呕也），胸胁苦满（结于胁下……其痛必下)"。条文描述为"血弱气尽，腠理开，邪气因入"，如果确实处于"血弱气尽"，正气是不可能承担起邪正斗争，如此的话与其发为阳病，应该发为阴病才对，所以"血弱气尽"是夸大的强调说辞。本证类似桂枝汤证，虚至一定程度时腠理开放，风邪直接侵入肌部，又从肌部传变至膈，而后出现了小柴胡汤证的病理表现。

"与正气相搏，结于胁下，邪正分争"说明邪正斗争在膈展开。邪并非在"胁下"而是侵入膈，在膈进行邪正斗争的结果，引起胸满或胁痛、胁下痛。病理变化的主体在膈，症状表现在胁。

其次"藏府相连，其痛必下，邪高痛下"以及别说"一云藏府相违其病必下胸膈中痛"中可见"藏府"二字，小柴胡汤不是脏腑之病而是膈之病，在此没有必要专门引入脏腑二字，强行将膈和胁与脏腑相关系对应的话，也只能是脏＝膈、腑＝胁。"邪在膈，痛在胁"是正确的，但与前面"邪气因入……结于胁下"相矛盾。该条文中，邪所在部位在前半部分与在后半部分的相互矛盾，总之我们认为第97条并非经方原本的条文，是为了说明第96条而后加的。条文的前半与后半部分（'藏府相连'以下），邪所在部位各异，相互矛盾，可能前半部分与后半部分出自不同人之手。

第98条　得病六七日，脉迟浮弱，恶风寒，手足温，医二三下之，不能食而胁下满痛，面目及身黄，颈项强，小便难者，与柴胡汤，后必下重。本渴饮水而呕者，柴胡汤不中与也，食谷者哕。

本条叙述了柴胡汤的禁忌证。

首先根据条文所述"得病六七日，脉迟浮弱，恶风寒，手足温"的脉证，可排除脉滑的阳明病、脉弦的少阳病。此外"手足温"也否认了阴病。"脉浮弱"提示为太阳病中风证。在第42条"太阳病，外证未解，脉浮弱者，当以汗解，宜桂枝汤。"中，对脉浮弱者投与了桂枝汤。由此可知，本条发病后虽已经过六七日，却仍表现为浮弱迟脉即接近于浮缓脉，说明为桂枝汤证。

中风证（桂枝汤证）误下后胃津丧失，胃中干涸，出现"不能食"、"渴饮水"。胃的守胃功能失调，上逆则出现"呕"。误下又致使三焦水道中，从肌→心下→膀胱的回流通路不利，膀胱开合作用失调，湿热弥漫在肌~膀胱之间。湿热导致小肠的分别机能失调，加上膀胱不利，发为肌部黄疸而出现"面目及身黄"。肌部湿热致使筋不得养则"颈项强"。

胁下满痛
胁下满痛的病机如下：
①邪在膈，膈中有热（所谓柴胡剂）。
②寒邪（大黄附子汤）。
③水（湿、饮）
《金匮·痰饮咳嗽病脉证并治第十二》
第16条 心下有痰饮，胸胁支满，目眩，苓桂术甘汤主之。
《金匮·水气病脉证并治第十四》
第21条 问曰，病者苦水，……师曰，……沉为水……胁下急痛，……。
④气逆（胸胁逆满）（附子粳米汤）。
⑤血

《金匮·妇人杂病脉证治第二十二》
第3条 妇人中风，……胸胁满，……此为热入血室也，……。

如上所述，胁下的症状也会由其他病机引起，未必都适合用柴胡汤治疗。在本条中因水（湿、饮）弥漫于膈而出现了"胁下满痛"。

参考条文
第74条 中风，发热六七日不解而烦，有表里证，渴欲饮水，水入则吐者，名曰水逆，五苓散主之。

上述症状可用五苓散治疗，更适合用茵陈五苓散，《金匮要略·黄疸病脉证并治第十五》的第18条明确论述到"黄疸病，茵陈五苓散主之。"

第98条用了柴胡汤。因为条文中"不能食而胁下满痛，面目及身黄"的症状接近第231条"……脉……浮……胁下及心痛，……一身及目悉黄，……时时哕……与小柴胡汤。"以及《金匮要略·黄疸病脉证并治第十五》的第21条"诸黄，腹痛而呕者，宜柴胡汤"的柴胡汤适应证，因此投与了柴胡汤。然而在肌—膈—心下—小肠存在湿热以及胃干的情况下投与柴胡汤的话，不必要地清除了膈热，致使小肠气化功能丧失，发展为"下重"，属于误治。由于胃干，第74条五苓散证出现"水入则吐者"，第98条也出现了"本渴饮水而呕者"。"下重"使胃津更加丧失，导致"食谷者哕"。

第99条 伤寒四五日，身热，恶风，颈项强，胁下满，手足温而渴者，小柴胡汤主之。

邪存在于膈，在膈引发的邪正斗争，使热内蕴于膈，膈热引起"胁下满"。膈的出入不利只局限在膈的上方，向皮部出入不利，未达到引起往来寒热的程度，向肌部的出入以及胸—膈—心下的升降也没有出现不利。从上膈外出皮部不利时，皮部的卫气就略微减少，但与寒邪外束皮部以及膈的出入明显不利时有所不同，皮气处于尚可流动的状态，故不恶寒只是略微"恶风"。由于皮气姑且供给手足末端，故手足不冷而是"手足温"（不是强调手足温，而是说明手足不冷）。邪正斗争下被鼓舞的胃气，因难以外出皮部，便过度供给肌、脉外，引起"身热"。伤寒经过四五日，出现一定程度的胃津不足故"渴"。湿热致使肌气及脉外之气无法滋养位于人体最上方颈项部的筋，故"颈项强"。(图58)

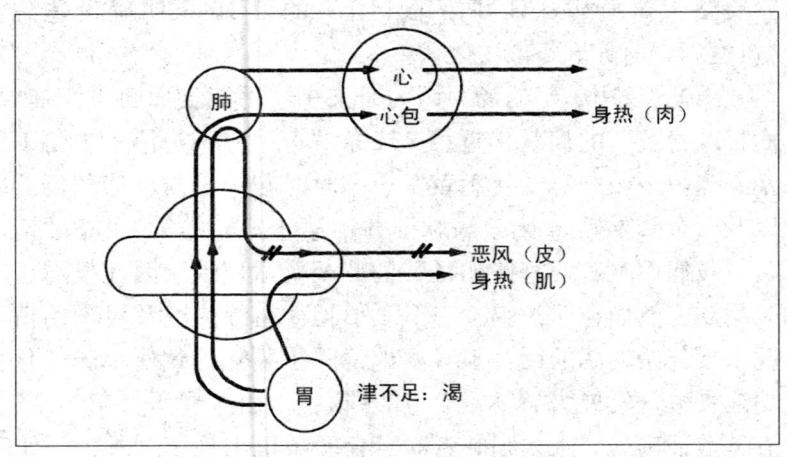

图 58

在膈的邪正斗争致使膈中蕴热出现"胁下满"，心下—膈（下）—肌的"出"呈现过剩。胃气过度外出于肌，肌热内生，即出现"身热"。

```
胃──→心下──→膈（下）──→肌（热）：身热
```

膈—心下出入中的"入"不利时，肌部蕴湿，结果肌中生湿。肌部湿热导致"颈项强"。

```
颈项强：（湿）肌──回流路──→膈──→心下──→小肠
```

胃气（气津）多从膈（下）向肌部运行，当①前通卫气②后通卫气均减少时则"恶风"。

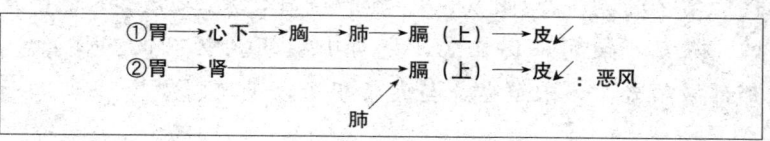

胃的气、津皆大量丧失则"渴"。但胃气尚未衰弱到出现手足厥冷的四逆汤程度，此外膈的出入虽然不利却并未发展到完全关闭（膈热引起热厥）的程度，为了明示而提到"手足温"。

第100条　伤寒，阳脉涩，阴脉弦，法当腹中急痛，先与小建中汤。不差者，小柴胡汤主之。

腹中（主要指小肠）络不通所致"腹痛"者与小建中汤，若不愈者用小柴胡汤。第96条"或腹中痛"也是在膈进行邪正斗争的结果，热生于膈，膈热波及（小肠）引起络不通，导致腹痛，对此应投与小柴胡汤。

第101条　伤寒中风，有柴胡证，但见一证便是，不必悉具。凡柴胡汤病证而下之。若柴胡证不罢者，复与柴胡汤，必蒸蒸而振，却复发热汗出而解。

投与柴胡汤，在膈的邪正斗争达到极盛期，膈热致使膈的出入完全不利，胃气不得外达皮、肌部故恶寒，内部处于蕴热状态故"蒸蒸而振"。此后邪正斗争的极盛期已过，膈的出入在某种程度上得以恢复，封闭在膈内的胃气一鼓作气外达皮、肌，出现发热、发汗。随着发汗之势膈邪也做汗而解。

第103条　太阳病，过经十余日，反二、三下之。后四、五日，柴胡证仍在者，先与小柴胡。呕不止，心下急，郁郁微烦者，为未解也，与大柴胡汤，下之则愈。

本条将在大柴胡汤处解析。

第104条　伤寒十三日不解，胸胁满而呕，日晡所发潮热，已而微利。此本柴胡证，下之以不得利，今反利者，知医以丸药下之，此非其治也。潮热者，实也。先宜服小柴胡汤以解外，后以柴胡加芒硝汤主之。

本条将在柴胡加芒硝汤处解析。

有关热入血室的条文

第143条　妇人中风，发热恶寒，经水适来，得之七八日，热除而脉迟，身凉，胸胁下满，如结胸状，谵语者，此为热入血室也。当刺期门，随其实而取之。

第144条　妇人中风，七八日续得寒热，发作有时，经水适断者，此为热入血室，其血必结，故使如疟状发作有时，小柴胡汤主之。

第145条　妇人伤寒，发热，经水适来，昼日明了，暮则谵语，如见鬼状者，此为热入血室。无犯胃气，及上二焦，必自愈。

第216条　阳明病，下血，谵语才，此为热入血室。但头汗出者，刺期门，随其实而写之，濈然汗出则愈。

以上有关热入血室的4条条文也收载于《金匮要略·妇人杂病脉证并治第二十二》中。这4条条文皆以中风、伤寒、阳明病开头，怎么看都不属于杂病范畴，可能是在某一时期从《伤寒论》转载于《金匮要略》。

第144条　妇人中风，七八日续得寒热，发作有时，经水适断者，此为热入血室，其血必结，故使如疟状发作有时，小柴胡汤主之。

【经水适断】

"经水适断"可成立的解释有两种：
①月经中途停止。
②月经应来潮却未来潮。

①妇人中风，数日后月经来潮，患中风已有七八日，出现如疟病般寒热发作，月经中断的为"热入血室"。
②妇人中风，经过七八日，出现如疟病般寒热发作，月经本来应该来潮却没有来潮的为"热入血室"。

②说之中，实际上未见到月经。可解释为预定下次该来

的月经，因中风而未来潮。一般月经周期，虽说是定期，也并非恰好为28日或30日，有2~3日到7日的偏差。因此患中风后应该来潮的月经未来潮，原因不一定就是中风。不考虑第144条中的"妇人"、"经水适断者，此为热入血室，其血必结"部分，处方仍为小柴胡汤。即便从条文中删除表示妇人特殊性的部分内容，结果仍用同一处方，如此就没有太大必要将第②种情况记述成文。

中风后，月经实际上来潮，但1、2日便中断了，第①种情况充分强调了妇人的特殊性。应该持续4~7天的月经中途停止了，属于病理状态，且易被认为是血分病。条文强调指出邪在膈，只是膈热深及血室，不适合用血分药而属于小柴胡汤证。看起来是血分证却没有使用血分药（桃核承气汤、抵当汤等），而是用了小柴胡汤。本条作为小柴胡汤治疗的特殊病例，列举明示以引起注意，防止错用。

第143条　妇人中风，发热恶寒，经水适来，得之七八日，热除而脉迟，身凉，胸胁下满，如结胸状，谵语者，此为热入血室也。当刺期门，随其实而取之。

得之七八日
关于"得之七八日"，有两种解释可成立。
①中风之后七八日。
②月经来潮后七八日。

143条"得之七八日"后，症状发生戏剧性变化，由表证发展为"如结胸状，谵语"。

按照第②种说法，月经开始后，经过七八日症状才出现变化。一般情况下，月经从开始到结束也就几天，"月经开始后七八日"就意味着"月经结束后 2～3 日"，此后出现戏剧性变化"如结胸状"时，月经已经结束。如此，月经不可能一方面造成病理机转，另一方面又带来治愈机转，不可能具有两面性。月经结束，出血停止后出现"如结胸状"，对此仅针刺"期门"便可治愈的说法也行不通，还是需要投与中药使热随经血外泄。不投与药物便可治愈的第②种认识存在很多问题。

第①种说法为妇人中风之后适逢经水来潮。中风后过了七八天时，因月经来潮，外表之邪内陷于膈，膈热波及至胸，形成"如结胸状"。月经来潮虽成为表邪内陷的病理转机，另一方面伴随几天来经血外泄，膈热、胸热、血室之热也随之外泄，因此仅针刺期门下引膈热即可治愈。邪内陷于膈并与正气展开邪正斗争，故没有表证时的发热恶寒，而是"热除"，"脉迟，身凉，胸满，胁下满，如结胸状，谵语"。

第 134 条"太阳病，脉浮而动数……医反下之，动数变迟……为结胸，大陷胸汤主之。"中，由于胸的升降不利，胃→胸→肺→心包的通路受阻，呈现迟脉。第 143 条也呈现迟脉，是因为胸热引起胸的升降不利，其与第 208 条胃气过度上升至胸、肺引起大承气汤的脉迟有所不同（有关脉的迟数请参照《经方医学（第一卷）》）。在膈的邪正斗争使膈生热，膈热导致"胁下满"，膈热波及胸则"胸满"、"如结胸状"。

本条的"谵语"与第 145 条只在傍晚出现的"暮则谵语"不同（对谵语的时间未做特殊描述）。据此可认为谵语是由于波及至胸的热，传到了心和心包，其病理机制近似第 107 条柴胡加龙骨牡蛎汤的"谵语"。

膈热波及血室形成"热入血室"，胸、膈、血室之热随着经水的外泄而排出，内陷于膈的邪也随着经血的排出而被驱出体外。另一种看法认为，在膈发生的邪正斗争中，尽管膈邪已经消失，后遗症的膈热仍然残存，从而引起"胸满，如结胸状，胁下满，热入血室"。成为病因的热随着经血外泄而除。

刺期门
参考条文

第108条　伤寒，腹满，谵语，寸口脉浮而紧，此肝乘脾也，名曰纵，刺期门。

第109条　伤寒发热，啬啬恶寒，大渴欲饮水，其腹必满，自汗出，小便利，其病欲解，此肝乘肺也，名曰横，刺期门。

第108条、第109条的条文皆以五行学说展开，语气上不同与《伤寒论》其他条文。不论怎样，刺"期门"是为了泻肝实，第109条又明确指出"其病欲解"，说明刺期门不过是辅助治疗而已。

第143条有"经水适来"，第216条有"下血"，随着血的下行，热（或邪）排出体外而治愈。针刺期门，不过是提升了治愈转机而已，说的极端点无论是否针刺期门，病皆能治愈。第143条、第216条的病证皆为下血后趋向治愈，即便看起来状态严重，也没有必要投与中药治疗。"错过投与小柴胡汤的时期，处方力所不及因而针刺期门"的认识存在很多问题。

《伤寒论》、《金匮要略》是主要记述汤药（含丸药、散药）治疗的书籍，汤药治疗始终优于针灸治疗。在《伤寒论》、《金匮要略》中用过的经穴仅有期门、风府、大椎、肺俞、肝俞、厥阴俞、膀胱俞、关元这八个穴位。在以汤药治疗为主体的《伤寒论》、《金匮要略》中，针灸不过是个辅助治疗。另一种说法认为有经穴的部分条文属后人添加。不论怎样，如果采用针灸的方法来治疗《伤寒》、《金匮》的病症，后人无疑会在条文中补充更多的经穴。除了死证，无论处于何种危重情况，《伤寒》、《金匮》始终保持以处方应对的姿态。若是站在针灸优于处方的立场，应该在众多条文中可见更多经穴的运用。

第145条　妇人伤寒，发热，经水适来，昼日明了，暮则谵语，如见鬼状者，此为热入血室。无犯胃气及上二焦，必自愈。

在伤寒病进程中，适逢经血来潮，邪经肌表由膈→血室内陷，随着经血向体外排出，邪及血室之热被一并祛除。经血来潮，一方面是引起邪内陷的病理转机，一方面又是邪热排出体外的治愈转机。

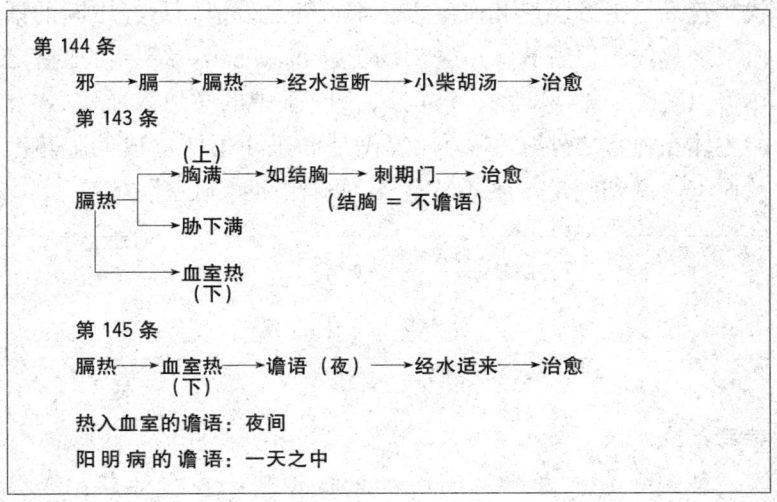

第216条　阳明病，下血，谵语者，此为热入血室。但头汗出者，刺期门，随其实而泻之，濈然汗出则愈。

阳明病热入血室，下血谵语［下血泛指从肠、膀胱、狭义的血室（子宫）等任何一处的出血］，与一般的阳明病多汗相比，仅有头汗出。此为膈中有邪导致膈出入不利，胃津不得出于肌部。下血及针刺期门改善了膈不利，膈的出入顺畅，全身汗出而愈。

◆关于热入血室

在第143条、第145条中，中风或伤寒时适逢月经来潮，外邪内陷于膈，膈热传至血室，出现"谵语"，"谵语，如见鬼状"，随着经水外泄，不仅血室之热甚至膈热也随之外泄，单纯针刺期门或放手不管也可自然治愈。第144条中风后邪传变至膈，月经中途停止，膈热传至血室，表现为类似"疟"的症状。若月经持续膈热和血室之热都可随之外泄，月经中断的话血室之热便不得解除。小柴胡汤清膈邪、膈热，结果使血室之热得以解除。第143条、144条、145条中的"热入血室"，邪的主体在血室之外（在膈），仅仅是邪正斗争所生成的膈热波及血室。说到底是"热入血室"，而非"邪入血室"。

```
膈邪 ←邪正斗争→ 正气
      ↓
     膈热 ——热入血室——→ 血室
```

参考条文

第106条　太阳病不解，热结膀胱，其人如狂，血自下，下者愈。其外不解者，尚未可攻，当先解其外。外解已，但少腹结者，乃可攻之，宜桃核承气汤。

第106条为太阳病进程中邪传变至血室，血室蕴热，其热又传至膀胱。

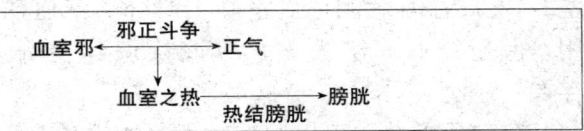

分析第143条、第144条、第145条以及第106条，"热入血室"、"热结膀胱"的表达方式提示了邪正斗争所在部位与邪正斗争所生之热传变的部位可能不尽相同，有热的部位未必有邪。

参考条文

第136条　伤寒十余日，热结在里，复往来寒热者，与大柴胡汤。

《金匮·妇人产后病脉证治第二十一》

第7条　产后七八日，无太阳证少腹坚痛，此恶露不尽，不大便，烦燥发热，切脉微实再倍，发热，日晡时烦燥者，不食，食则谵语，至夜即愈，宜大承气汤主之。热在里，结在膀胱也。

◆**关于血室**

关于血室自古以来就有各种学说，列举其中有代表性者如下：

①子宫

②肝
③腹腔内（特指骨盆内）静脉丛

若为①子宫，男性则无血室一说。

若为②肝，是否必须将"热入肝"硬换言为"热入血室"，对此存有疑问。血室确实对肝的藏血功能起到辅助作用，但是肝不等于血室，应该认识到在肝之外另有血室存在。

我们认为血室是指③腹腔内（特指骨盆内）静脉丛。人类在进行激烈运动时，心搏出量约增加为三倍，筋肉中的血流量约增加为五～六倍，此时贮藏在血室内的血被调动至闭锁循环系统的血管内，不用时血又返回到血室。

第148条　伤寒五六日，头汗出，微恶寒，手足冷，心下满，口不欲饮，大便鞕，脉细者，此为阳微结，必有表，复有里也。脉沉，亦在里也。汗出，为阳微。假令纯阴结，不得复有外证，悉入在里，此为半在里半在外也。脉虽沉紧，不得为少阴病。所以然者，阴不得有汗，今头汗出，故知非少阴也，可与小柴胡汤。设不了了者，得屎而解。

◆关于阳微结、纯阴结
参考条文
　　第318条　少阴病，四逆，其人或咳，或悸，或小便不利，或腹中痛，或泄利下重者，四逆散主之。
　　第350条　伤寒脉滑而厥者，里有热，白虎汤主之。

阳结、阴结中的阴阳是指什么？若"阳结"指阳气结，则"阴结"是指阴气结,就不能称之为少阴病。若"阳结"是指热厥,"阴结"是指寒厥的话就不成问题了。就第318条、第350条而言,因热致使阳气不畅出现厥冷者为热厥,属"阳结";反之因寒致使阳气不畅出现厥冷者为寒厥,属"阴结"。

膈热致使膈的出入不利,阳气不畅,其病理机制近似于第318条四逆散证。只是"阳微结"而不是"阳结",阳气并未到了完全不畅的地步,所以只出现微恶寒(≠恶寒)、手足冷(≠手足厥冷)等轻度阳气不畅的症状。里热或里寒导致"阳结"、"阴结"的结滞程度严重,故可见四肢厥冷,如第350条的白虎汤证、第388条的四逆汤证。膈位于表里之间,主表里出入。热在膈,膈出入不利所引发的"阳结",基本属于"纯阳结",因为膈恰好"半在里,半在表"。热致使膈不利,膈的出入失调,胃气不得出于肌部故"头汗出",不得出于皮部则"微恶寒"、"手足冷"。膈出入不利,则心下的升降出入随之恶化出现"心下满";胃气外出不畅,充溢胃中则"口不欲饮";胃津不得行于肠故"大便鞕";胃气不能与脉中之营相接续则出现"脉细者",以上症候皆为膈的升降出入不利所致。投与小柴胡汤,改善膈的升降出入,使胃的气津供给全身(内外),则肠得以润,最终大便出而愈。

第149条　伤寒五六日,呕而发热者,柴胡汤证具,而以他药下之,柴胡证仍在者,复与柴胡汤。此虽已下之,不为逆,必蒸蒸而振,却发热汗出而解。若心下满而鞕痛者,此为结胸也,大陷胸汤主之。但满而不痛者,此为痞,柴胡不中与之,宜半夏泻心汤。

第149条与第101条大致相同，省略解析。

第230条　阳明病，发潮热，大便溏，小便自可。胸胁满不去者，与小柴胡汤。

阳明病，若发热，小便不利者则发为"黄疸"（参照第236条）。本条"小便自可"提示与黄疸病不同，病理机制为在膈进行邪正斗争所产生的膈热波及胸、胃、小肠。所有症状皆起因于在膈展开的邪正斗争及由此生成的膈热，故投与小柴胡汤后治愈。

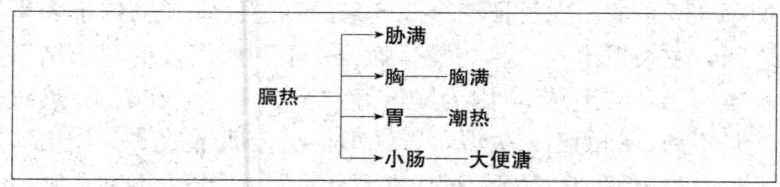

第230条　阳明病，胁下鞕满，不大便而呕，舌上白胎者，可与小柴胡汤。上焦得通，津液得下，胃气因和，身濈然汗出而解。

在膈展开的邪正斗争，使膈蕴热。膈热致"胁下鞕满"。膈升降不利，致使胃的气津不得上升（胃→心下→膈→胸→肺），向口上逆则"呕"。与此同时，由于胃的气津上逆至口，不得下降于肠则"不大便"。为了有别于胃热所致的"不大便"，特以"舌上白苔"否认了胃热。用小柴胡汤后，膈的升降恢复，"胃气因和"胃中气津能正常地向上、向下、向外输出，上可达上焦，下可降至下焦润肠，膈的出入得以恢复，濈然汗出而愈。

◆ **关于阳明中风证**

参考文献

第 189 条　阳明中风，口苦，咽干，腹满，微喘，发热，恶寒，脉浮而紧。若下之，则腹满小便难也。

第 190 条　阳明病，若能食，名中风。不能食，名中寒。

第 221 条　阳明病，脉浮而紧，咽燥，口苦，腹满而喘，发热汗出，不恶寒反恶热，身重。

第 221 条与第 189 条阳明中风证内容相近，里热程度较第 189 条为重，未发展为阳明腑实证。尽管相似，但我们认为第 221 条不属于阳明中风证。

阳明中风证与典型的阳明病（承气汤证、白虎汤证等）的病理稍有差异，也与第 219 条"三阳合病……白虎汤主之。"不同。阳明中风证中太阳、少阳、阳明三证皆存，以阳明为主，太阳、少阳所占比重也很大。

```
太阳、阳明合病——葛根汤，葛根加半夏汤，麻黄汤
太阳、少阳合病——黄芩汤
阳明、少阳合病——大承气汤
三阳合病————白虎汤
```

从上述可知，合病以太阳、少阳、阳明中某一证为主，必须针对主证进行治疗。《伤寒论》中没有类似《伤寒六书》中的合方，如柴葛解肌汤是将葛根汤、小柴胡汤、白虎汤合方而成。已有的柴胡桂枝汤、桂枝二越婢一汤等提示我们在临床上当然可并用太阳、少阳、阳明的处方。如下所示：

$$\left\{\begin{array}{l}\text{麻黄汤}\\ \text{葛根汤}\end{array}\right\} + \text{柴胡汤} + \left\{\begin{array}{l}\text{白虎汤}\\ \text{承气汤}\end{array}\right\}$$

第189条就可用柴葛解肌汤，第231条刚开始时即可并用小柴胡汤和白虎汤。

审视少阳中风（第264条）、太阳中风（第274条）、少阴中风（第290条）、厥阴中风（第327条）等条文，阴病的中风证倾向于自然治愈。由上可知，当然中风证在病证程度上轻于伤寒，即便以寒邪为主，化热后也多发展转变为阳明病或少阳病的某一病证，很少三阳并病。出现并病也如合病般是以其中某一证为主。以风邪为主的中风证在病邪传变时，因风邪的特殊性很可能导致三阳并病，但化热的程度不高。第221条明确指出，阳明病仅用针刺便可基本消除，发展到少阳病为主的阶段时投与小柴胡汤。阴病的中风证以风邪为主，化寒的程度较轻，正气受损程度不重，故有自然治愈倾向。

第231条　阳明中风，脉弦浮大，而短气，腹都满，胁下及心痛，久按之气不通，鼻干，不得汗，嗜卧，一身及目悉黄，小便难，有潮热，时时哕，耳前后肿，刺之小差，外不解。病遇十日，脉续浮者，与小柴胡汤。

第231条为阳明中风证，虽冠名为阳明，同时存在太阳、少阳病证。

太阳证：脉浮，不得汗
少阳证：脉弦，胁下及心痛，不得小便，耳前后肿，时时哕
阳明证：脉大，短气，腹都满，鼻干，身目悉黄，潮热，嗜卧

风邪（风寒邪中以风邪为主）从腠理侵入，进入膈、胃。风邪的特性决定其不会外束皮部，而主要存在于肌表腠理，为此腠理出入不利，出现"脉浮"、"不得汗"，并非"无汗"，而是如条文所述为"不得汗"。膈与风邪展开邪正斗争，膈生热，导致膈的升降出入不利及三焦不利，表现为少阳证的各种症状。此外膈气不利加重了腠理的出入不利。在胃展开的风邪，使胃、小肠蕴热，又加上三焦不利，引发了阳明证的各种症状。"身目悉黄"是由于小肠之热和三焦不利造成"不得小便"，湿热停滞。针对以上病理，不能单纯采用发汗法或泻下法，若发汗则里热更甚，出现"若发汗则躁，心愦愦反谵语"（第221条）；若误下则三焦愈发不利，出现"腹满小便难"（第189条）。尽管里热逐渐旺盛，但尚未发展为"热结在里"，用针稍泻阳明后阳明之热减少，而少阳外证尚存。发病已经过十日，针刺后脉由浮弦大变为浮（弦），说明是以膈邪为主，故投与小柴胡汤。太阳风寒并重之邪引起少阳、阳明并病且化热，对化热倾向明显者需投与类似葛根汤、柴胡汤、白虎汤三方并用的处方（后世的柴葛解肌汤）。

参考条文

《金匮·黄疸病脉证并治第十五》

第21条 诸黄，腹痛而呕者，宜柴胡汤。

第266条 本太阳病不解，转入少阳者，胁下鞕满，干呕不能食，往来寒热，尚未吐下，脉沉紧者，与小柴胡汤。

从条文筛选出描述小柴胡汤证的脉象，有浮细、阳脉涩阴脉弦、沉细、弦浮大、沉紧。就脉象而言，以膈为界，主要病证在膈之上及体表外壳时呈"浮脉",主要病证在膈之下呈"沉脉"。本条文的主要病证在心下、胃,位于膈之下,故呈"沉脉"。且因膈的升降出入不利,胃气无法从胃向上、向下、向外外达,胃气郁滞而呈"紧脉"。病机与前述肌部郁热导致紧脉相类似。

第379条　呕而发热者,小柴胡汤主之。

对相同条文已经做过解说,在此省略。

第394条　伤寒差以后更发热,小柴胡汤主之。脉浮者,以汗解之。脉沉实者,以下解之。

伤寒病看起来已经治愈,若再次出现发热用小柴胡汤治疗。伴随发热,当然可见其他小柴胡汤证的症状。假若脉浮,提示表邪尚存应予发汗;假若脉沉实,提示为腑实证,当用承气汤类下之。

《金匮·呕吐哕下利病脉证治第十七》
第15条　呕而发热者,小柴胡汤主之。

同第379条。

《金匮·妇人产后病脉证治第二十一》
第1条　问曰,新产妇人有三病,一者病痓,二者病郁冒,三者大便难,何谓也。师曰,新产血虚,多汗出,喜中风,故令病痓。亡血复汗,寒多,故令郁冒。亡津液,胃燥，故大便难。

第2条　产妇郁冒，其脉微弱，呕不能食，大便反坚，但头汗出，所以然者，血虚而厥，厥而必冒，冒家欲解，必大汗出，以血虚下厥，孤阳上出，故头汗出。所以产妇喜汗出者，亡阴血虚，阳气独盛，故当汗出，阴阳乃复。大便坚。呕不能食，小柴胡汤主之。

参考条文

第337条　凡厥者，阴阳气不相顺接，便为厥。厥者，手足逆冷者是也。

下面对新产妇人所患的痉病、郁冒病、大便难的病理机制进行阐述。新产妇人由于血不足，加上大量出汗，常为风邪所犯，易形成"痉病"。为寒邪所犯易出现"郁冒"。津液大量丧失，胃津不足则"大便难"。

因十个月左右的养胎以及生产时出血和大量出汗，新产妇人容易处于气血津液不足状态。为此肌表中腠理开放，肌表的正气不足，容易遭邪侵入。即使没有邪的侵入，津液不足尤其是胃津不足容易造成大便困难。

痉病

气血津液不足的新产妇人，肯定有虚的一面，相对强大的风邪从腠理侵入引起痉病。与风邪的邪正斗争在肌部展开，肌、肉部蕴热，肌、肉、筋部津液枯竭。尤其当肌及脉外气津无法养筋时则发生"痉病"。痉病的治疗可参考《金匮要略·痉湿暍病篇》。

郁冒

　　气血津液不足的新产妇人，其皮部卫气不足，皮部的防卫低于正常状态，寒邪从皮腠侵入皮部。寒邪外束皮部及皮腠，皮腠因而闭合。邪正斗争使胃气在某种程度上得到鼓舞，因力量不足无法以自身之力外散皮部寒邪，胃气反而上冲，头部胃气过剩则出现"郁冒"，严重时有可能导致失神。

　　一般，麻黄汤证在感受寒邪之前几乎不存在虚象。被邪正斗争所鼓舞的胃气中，狭义的气虽多于狭义的津，但属于正常范围内的反应，并且很少过度上升，最多也就引起头痛。然而原本阳气相对过剩之人（狭义的气与狭义的津液构成的胃气中，狭义的气相对旺盛之人），容易出现"衄"等症状。在寒邪侵入人体之前，津液相对不足，处于阴虚阳盛状态之人，胃气很容易上升而出现郁冒等。失去阴的制约，守胃机能失调的胃气，从胃沿直达路一下冲向头面部，因而产生"郁冒"。治疗上应生胃阴（津液），守胃，开皮腠。胃津不足程度较轻者，用葛根生胃津，外达胃气，开皮腠；用甘草、大枣守胃即可，处方有桂枝加葛根汤等。此外可用奔豚汤中的葛根、芍药、生姜、甘草。胃津不足程度较重者，在竹叶石膏汤中加入葛根即可。

大便难

　　因胃津不足，小肠、大肠得不到胃津滋润，出现"大便难"。

　　《金匮要略·妇人产后病第二十一》第1条的"郁冒"为气血津液不足之人，寒邪外束皮、皮腠所致。但第2条

"产妇郁冒,其脉微弱……小柴胡汤主之。"中的"郁冒"是由于寒邪从皮、皮腠传变至膈,膈出入不利,胃气不得外达皮、肌部,胃气过度上升所致。胃的阴阳两虚,尤其是胃津不足时,胃气失去阴的制约不能内守。此外由于膈出入不利,胃气不能外达皮、肌,不得内守的胃气便上逆或过度上升。上逆则"呕不能食",上升至头面部则"但头汗出"。一般的郁冒不会出现"大便难",当胃津不足超过一定程度时,胃津不得润肠,又因胃气单纯向上运行则"大便反坚"。"脉微弱"反映了胃的阴阳两虚。膈的出入不利超过某种程度时,胃气不得外出,皮气过少则生"厥"(四肢逆冷)。膈越闭合厥的状态越严重,胃气外出减少,剩余的胃气向上上冲则必定出现"冒"。投与小柴胡汤清膈邪,恢复膈的出入。胃处于津液不足(阳气相对过剩)的状态,失去胃阴制约,相对过剩的胃气一时性外泄则"大汗出"。随着大汗出,阳盛相对得以平复,阴阳达到平衡而愈。(图59、60)

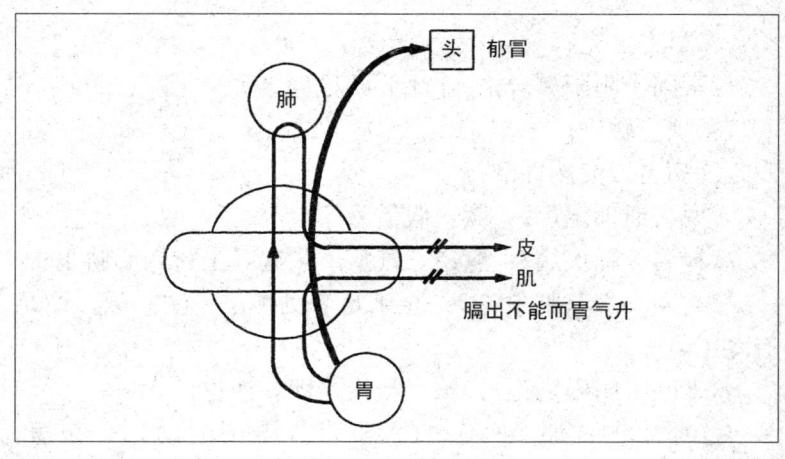

图 59

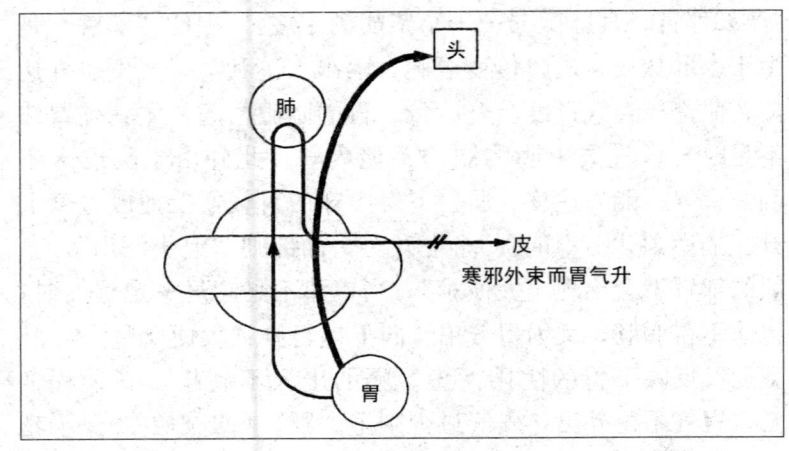

图 60

厥

据《大汉和辞典》

(一) ①发掘石头;

②挖,刨;

③尽力,完;

《素问·阴阳离合论》[注] 厥尽也。

④顶。触碰;

⑤病名。突然昏倒;

《说文通训定声》:厥,假借为阙。

《释名·释疾病》:厥逆,气从下厥起,上行入心胁也。

《素问·六节脏象论》:凝于足者为厥。[注] 厥,谓足逆冷也。

《素问·阴阳别论》:厥,足冷,即气逆也。

⑥那个的,那个;⑦的;⑧调节语调的助词;⑨短,缺;⑩石头的名字;⑪摇动状;⑫通"蹶";⑬通"橛";

⑭古代为身……；⑮姓。
（二）①突厥；②通"屈"。

《金匮·妇人产后病脉证治第二十一》
第12条 《千金》三物黄芩汤 妇人在草蓐，自发露得风。四肢苦烦热，头痛者，与小柴胡汤。头不痛但烦者，此汤主之。

黄芩一两　苦参二两　干地黄四两
上三味，以水八升，煮取二升，温服一升，多吐下虫。

产后气血不足腠理开放，肌部（肌肤）暴露在外气中，受到风邪侵袭。风邪侵入到肌部，因肌气虚，在肌部未展开邪正斗争便传变至膈，在膈引发了邪正斗争。受到某种程度鼓舞的胃气与邪之间展开了邪正斗争，结果导致膈的功能异常。在膈的出入功能中"入"相对减少，仅在手足末端出现肌气过剩而"手足烦热"。（图61）

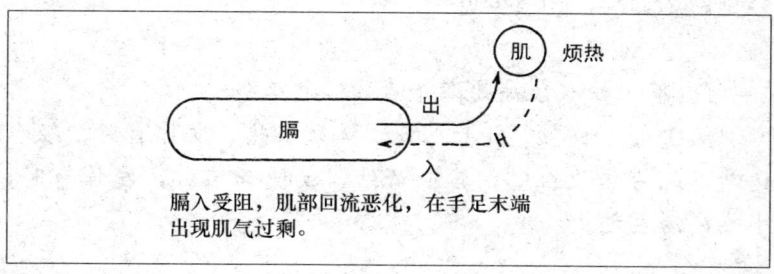

膈入受阻，肌部回流恶化，在手足末端出现肌气过剩。

图61

此条的小柴胡汤证为膈的"入"相对减少，"出"的功能在某种程度上也降低，被鼓舞的胃气大多不得外出，因此不会造成全身发热。多余的胃气沿直达路上升则引起"头痛"。胃气受到鼓舞，当膈的出入接近正常或"出"相对过剩时，整个肌部出现肌气过剩引起全身发热。通过本条文以及第318条（四逆散）的条文，应该认识到用柴胡剂可以治疗手足冷或手足烦热。

条文最后所述的"头不痛但烦者，此汤（千金三物黄芩汤）主之。"并非接着前文"自发露得风"，而是接着"四肢烦热"。生孩子时丧失气血，胃肾之阴不足，胃肾虚热内生。热传入膈，膈出入异常（特别是过度"出"），胃气大量外行肌部，导致四肢烦热。胃气并未受到邪正斗争的鼓舞，故不会沿直达路上冲头部，因此也不会出现头痛。治疗上可用干地黄补胃肾之阴，苦参清肾的虚热，黄芩清膈热。

◆**关于手足烦热**
①手掌、足底烦热。
②手掌、足底及手背、足背烦热。
③手背、足背烦热。
如上所述三种烦热都统称为手足烦热。一般来说①最为多见，②其次，③很少见。

《金匮·妇人杂病脉证并治第二十二》
第1条 妇人中风七八日，续来寒热，发作有时，经水适断，此为热入血室。其血必结，故使如疟状，发作有时，小柴胡汤主之。

同第144条，在此省略解析。

处方解析
小柴胡汤方 柴胡半斤 黄芩三两 人参三两 半夏半

升洗　甘草炙　生姜各三两切　大枣十二枚擘

上七味，以水一斗二升，煮取六升，去滓，再煎取三升，温服一升，日三服。

皮卫的寒邪沿皮的回流路内陷于胸，肌卫的风邪沿肌部的回流路内陷至心下。邪通过胸—膈—心下的升降通路进入膈，在膈与被鼓舞的胃气展开邪正斗争。结果造成膈热内生，膈的出入功能不利，进一步致使胸—膈—心下的升降失调。

柴胡、黄芩清膈热，将邪驱逐出膈外。以膈为主出现的功能异常导致心下生饮，半夏、生姜除饮，人参、甘草、大枣守胃。在小柴胡汤证中邪正斗争的部位在膈，体表外壳中不存在邪。不再煎时柴胡可达腠理具有发汗作用，再煎后柴胡的作用就局限于膈（参照《经方药论》），本条采取了再煎的形式。如此，小柴胡汤具有扶正去邪的作用。

另外，接在 96 条用法之后的加减法估计为后人所加，不是经方，故不予解说。

大柴胡汤

条文

第 103 条　太阳病，过经十余日，反二，三下之。后四，五日，柴胡证仍在者，先与小柴胡。呕不止，心下急，郁郁微烦者，为未解也，与大柴胡汤下之则愈。

第 136 条　伤寒十余日，热结在里，复往来寒热者，与大柴胡汤。但结胸，无大热者，此为水结在胸胁也。但头微汗出者，大陷胸汤主之。

第 165 条　伤寒发热，汗出不解，心中痞鞕，呕吐而下利者，大柴胡汤主之。

辨可下病脉证并治第二十一
第185条　伤寒后，脉沉，沉者，内实也，下之解，宜大柴胡汤。

《金匮·腹满寒疝宿食病脉证治第十》
第12条　按之心下满痛者，此为实也，当下之，宜大柴胡汤。

辨可下病脉证并治第二十一
第172条　阳明病，发热，汗多者，急下之，宜大柴胡汤。
第190条　病人无表里证，发热七八日，虽脉浮数者，可下之。宜大柴胡汤。
第196条　汗出谵语者，以有燥屎在胃中，此为风也。须下者，过经乃可下之。下之若早者，语言必乱，以表虚里实故也。下之愈，宜大柴胡，大承气汤。
（同第217条·大承气汤）
第197条　病人烦热，汗出则解。又如疟状，日晡所发热者，属阳明也。脉实者，可下之。宜大柴胡，大承气汤。
（同第240条·大承气汤）
第204条　（同第165条）
第205条　（同第136条）

辨发汗吐下后病脉证并治第二十二
第270条　（同第103条）

大柴胡汤总论

　　大柴胡汤证的部分病理机制，基本同于小柴胡汤证。不同之处在于大柴胡汤证兼有胃的实热。邪在膈，邪正斗争所产生的膈热，向上传至胸则"郁郁微烦"；向下传至心下则"心下急、心中痞鞕、心下满痛"；传至胃则"呕，呕不止"；热结在里，传至小肠则"下利"。尤其是在胃，如"热结在里"所示，存在着有形的实热。胃中实热，引起胃功能失调，胃中生饮。胃中有饮则"呕"，胃饮传至心下，阻碍心下的升降则"心下急"、"心中痞鞕"、"心下满痛"。病初全部胃气几乎都汇聚在膈来参与邪正斗争，因而导致膈热亢盛。胃气无法养肾，也不得外行皮、肌。膈的出入（尤其"出"）不利时引起恶寒、不发热。在膈的邪正斗争暂时平稳时，膈的出入不利得以改善，胃气向皮、肌、肾运行。因胃中有实热，胃气大量外出肌部的结果造成恶寒消失，出现发热。

条文解析

　　第103条　太阳病，过经十余日，反二，三下之。后四、五日，柴胡证仍在者，先与小柴胡。呕不止，心下急，郁郁微烦者，为未解也，与大柴胡汤下之则愈。

　　大柴胡汤　柴胡半斤　黄芩三两　芍药三两　半夏半升洗　生姜五两切　枳实四枚炙　大枣十二枚擘

　　上七味，以水一斗二升，煮取六升，去滓再煎，温服一升，日三服。一方，加大黄二两。若不加，恐不为大柴胡汤。

　　从太阳病的时期算起已经过了十天以上，表证已经消失,误认为属阳明腑实证而用了二、三回下法。又经过四五天,如果柴胡证仍残存应首先投与小柴胡汤。投与小柴胡汤后,若仍见呕不止、心下痛、郁郁微烦,此为小柴胡汤证兼胃实热证(阳明腑实证),要用大柴胡汤下之才能治愈。预料到二三回误下后,胃气会有一定损耗,故先投与了小柴胡汤,病未愈。因为邪如果在膈,即使表现出胸及心下的症状,用小柴胡汤将膈邪排除至膈外即可治愈。但此时不单单存在膈邪还兼有阳明腑实证,仅排除膈邪难以痊愈。胃热导致胃饮内生,胃气上逆则"呕";胃热至胸则"郁郁微烦";饮至心下,心下升降不利则"心下急"。用大柴胡汤调节膈的出入,降胃热才能治愈。

处方解析

条文明确指出"与大柴胡汤下之则愈",本证属少阳病兼部分阳明腑实,因此必须用小承气汤的一部分,即必须加入枳实和大黄。我们认为原本的大柴胡汤处方就是加入了二两大黄。去掉小柴胡汤中人参、炙甘草等守胃药,加入了芍药、枳实、大黄。柴胡、黄芩清膈热,使邪外达膈外。半夏、生姜祛除胃、心下之饮。针对膈的出入不利,一般情况下柴胡加强了膈的"出",结果也使膈的"入"得以改善。但在大柴胡汤证中,因胃热存在,妨碍了膈的"入",必须用柴胡行"出",用枳实、芍药行"入"。为改善心下的升降出入不利,还要用到半夏、芍药、生姜、枳实。因同时兼有阳明腑实证,故用枳实、大黄(小承气汤的一部分)泻下。小柴胡汤的三味守胃药(大枣、人参、炙甘草)中,只留下大枣。腑实并非主证,而是兼见证,故不能用小承气汤来行荡涤(小承气汤中大黄为四两),而是取半量,以二两大黄稍泻胃实，保留守胃的大枣，防止胃气（气津）消耗。枳实在小承气汤中用了三枚，在大柴胡汤中多一枚用到四枚。枳实不仅可下腑实，如上所述，枳实可改善膈的"入"。此外，芍药不仅能改善膈的"入"，还可降胃热。芍药和枳实相配，在改善络不通的同时，可缓解腹痛及肌肉紧张。另外，与小柴胡汤同样，大柴胡汤也需再煎。在实际临床中，阳明无形之热亢盛，未见阳明腑实时，可用大柴胡汤去大黄加石膏。

有人认为如第 104 条"……先宜用小柴胡汤以解外，后以柴胡加芒硝汤主之。"所述，先用小柴胡汤解外，后用大柴胡汤。基于此种观点，是否应该如下：

服用小柴胡汤后──→小柴胡汤加芒硝证
服用小柴胡汤后──→小柴胡汤加大黄证

如果首先投与的小柴胡汤，能在一定程度上有效解除膈邪，则"呕不止"、"心下急"、"郁郁微烦"等症状，换言之"胃气上逆"、"心下不利"、"胸热"等证应该减轻，这些证候仍旧存在是很不正常的。误认为反复误下后胃气受损，故投与了小柴胡汤，但实际上胃气并未受损，误下致使热内陷于胃，胃中产生实热，甚至可认为所用小柴胡汤并不对证。小柴胡汤中人参、甘草的守胃作用反而造成胃热亢盛的弊害，不仅没有改善症状反使症状恶化。因此，用大柴胡汤调节膈的出入，对将要形成的腑实，用大黄、枳实泻下。

少阳病是膈的升降出入异常的病证。小柴胡证是膈在"出"方面出现异常，致使膈在"入"或在升降上也出现失调。大柴胡汤证是膈在"出"、"入"、"降"方面均出现问题。如上所述，结局虽都是升降出入异常，但两种病证在病理上略有不同。

◆关于过经

  参考条文
  第 103 条　太阳病，过经十余日……
  第 105 条　伤寒十三日，过经，谵语者……
  第 123 条　太阳病，过经十余日，心下温温欲吐而胸中痛，……
  第 136 条　伤寒十余日，热结在里，复往来寒热者，与大柴胡汤。

  所谓"过经"，是指从发病开始已经经过十余日（十三日）以上，过了太阳病的时期，表证已消失。

  第 136 条　伤寒十余日，热结在里，复往来寒热者，与大柴胡汤。但结胸，无大热者，此为水结在胸胁也。但头微汗出者，大陷胸汤主之。

  伤寒到了十天以上时多转化为阳明腑实证，本条所见的往来寒热是因为邪仍在少阳，其中一部分将要形成里实。对此不使用治疗阳明腑实证的承气汤类，而是用了大柴胡汤，以应对以少阳证为主兼有部分阳明证的病证。但是邪未行于阳明胃，而是行于胸，在胸胁水热互结成痰，形成结胸证。因胸、膈、心下升降出入不利，被鼓舞的胃气不得出于肌表也就不会引起发热，也不会出现全身汗出。胃气通过直达路上升头部，只引起"头微汗出"。此种结胸证，大陷胸汤主之。

◆关于热结在里的表现

  第 143 条～145 条及第 216 条的"热入血室"是指"邪

在膈，热在血室"，而第 106 条的"热结膀胱"是指"邪在血室，热在膀胱"。应当意识到第 136 条"热结在里"为同一表达方式，即"邪在膈，热在里"。

第 165 条　伤寒发热，汗出不解，心中痞鞕，呕吐而下利者，大柴胡汤主之。

伤寒发热，不恶寒者，为邪已化热内陷，故"汗出不解"。若见潮热、谵语、腹满痛、不大便、手足濈然汗出等阳明腑实证，可用承气汤类。然而发热、汗出、心下痞鞕、下利等可能并非由于燥屎，而是由于邪主要在膈（少阳），部分胃（阳明）热结。呕而发热者主治用小柴胡汤，心下痞鞕为热结于部分阳明胃，用大柴胡汤治疗少阳、阳明。

辨可下病脉证并治第二十一
第 172 条　阳明病，发热，汗多者，急下之，宜大柴胡汤。

本条与《伤寒论》第 253 条"阳明病，发热，汗多者，急下之，宜大承气汤。"的内容完全相同。《伤寒论》大承气汤的条文，在辨可下病第二十一中多记载为"宜大承气汤，大柴胡汤"。有关这些条文仍以《伤寒论》本文的条文内容（第 253 条大承气汤）为准。

辨可下病脉证并治第二十一
第 185 条　伤寒后，脉沉，沉者，内实也，下之解，宜大柴胡汤。

伤寒表邪解后，脉呈沉实者为内实，宜用大柴胡汤下之。本条只记载了"脉沉"，仅以此为依据而投与大柴胡汤实属勉强。除脉沉实以外，还应见到适合投与大柴胡汤的其他症状，还不明晰是条文脱落逸失，抑或是省略了理所当然的部分内容。

辨可下病脉证并治第二十一
第190条　病人无表里证，发热七八日，虽脉浮数者，可下之。宜大柴胡汤。

参考条文
第257条　病人无表里证，发热七八日，虽脉浮数者，可下之。假令已下，脉数不解，合热则消谷喜饥，至六七日，不大便者，有瘀血，宜抵当汤。

《伤寒论》第257条的前半部分与第190条完全相同，但没有"宜大柴胡汤"这一句。就第190条进行解析，本条既无恶寒等表证，也无腹满痛等里证，只是发热持续了七～八日，此既不属于太阳，也不属于阳明，而是少阳病将要形成腑实。脉浮数并非提示表证，而是膈出入不利（主要是"出"增多），肌气过剩而发热的体现。

第379条"呕而发热者，小柴胡汤主之。"以及第394条"伤寒差以后更发热，小柴胡汤主之。"皆由于膈的出入异常（主要是"出"增多）引起发热，不恶寒。病理机制接近第190条。

辨可下病脉证并治第二十一的第196条与《伤寒论》第217条为同一条文，第197条也与《伤寒论》第240条为同一条文。不过《伤寒论》第217条、第240条皆为"宜大承气汤",而辨可下病第二十一—第196条、第197条这两条中皆为"宜大柴胡,大承气汤"。大柴胡汤与大承气汤是完全不同的处方,任意一个处方都适合是有违常理的,可以无视"宜大柴胡汤"这句话。

《金匮·腹满寒疝宿食病脉证治第十》
第12条　按之心下满痛者,此为实也,当下之,宜大柴胡汤。

按之心下胀满压痛者,为存在有形的实邪。不过若是承气汤证所对应的腑实证,症状当以腹部为主。在本条中即便存在有形的实邪,尚不似承气汤证那样明确,其病理状态更接近第103条"太阳病,过经十余日,……心下急,郁郁微烦者,……与大柴胡汤下则愈。"本条文只记载了"心下满痛",实际上症状不仅在心下,胸、胁部(胸、膈)也出现"按之满痛",并且按压这些部位应该会感觉抵抗。实邪在膈并波及心下,致使膈、心下不得升降出入,呈现"按之心下(胁)满痛"。膈邪波及胃即将结成腑实证。用大柴胡汤改善膈、心下的升降出入,尤其是大黄、枳实、芍药,可快速泻下将成腑实的实邪(从胃)。

柴胡加芒硝汤

条文

第104条　伤寒十三日不解,胸胁满而呕,日晡所发潮热,已而微利。此本柴胡证,下之以不得利,今反利者,知医以丸药下之，此非其治也。潮热者，实也。先宜服小柴胡汤以解外，后以柴胡加芒硝汤主之。

柴胡加芒硝汤方　柴胡二两十六铢　黄芩一两　人参一两　甘草一两炙　生姜一两切　半夏二十铢本云五枚洗　大枣四枚擘　芒硝二两（一说为六两）

上八味，以水四升，煮取二升，去滓，内芒硝，更煮微沸，分温再服。不解更作。

条文解析

第104条　伤寒十三日不解，胸胁满而呕，日晡所发潮热，已而微利。此本柴胡证，下之以不得利，今反利者，知医以丸药下之，此非其治也。潮热者，实也。先宜服小柴胡汤以解外，后以柴胡加芒硝汤主之。

伤寒病经过十三日仍未愈，胸胁满而呕吐，日晡（下午3：00～5：00）时出现潮热，本属少阳病兼阳明病，为大柴胡汤证。对此若投与大柴胡汤，"下之以不得利"，就是说即便用下法也不会出现下利。但现在反而出现下利，是因为医者用丸药（含巴豆类的热性峻下剂）误下所致。对兼阳明病（胃实）者投与热药，胃热益发亢盛，残存小肠内未经分别的内容物变质后成为粘糊糊的"似痰非痰"之物，小肠的分别作用因而失调，出现热性下利。对此不用大柴胡汤，应首先投与小柴胡汤。

先宜服小柴胡汤以解外

所述的"外"不是指肌表而言，即小柴胡汤并非解肌表之邪的处方。

内、外是一组相对概念，对条文中出现的内、外必须具体情况具体分析。

外	内
皮	肌
体表外壳（皮、肌、肉等）	胃
膈	胃
胸	胃

本条的"外"是指膈，"内"是指胃，首先用小柴胡汤对付外在的膈邪，接下来在小柴胡汤中加入芒硝，在应对外（膈）邪的同时，应对内（胃、肠）的病理产物（似痰非痰之物）。尽管本为大柴胡汤证，因已用丸药误下，胃气（胃津）受到一定程度的损耗，故不能单纯投与大柴胡汤。如条文所示必须用小柴胡汤，以求在守护胃气（气津）的同时将膈邪外达膈外，然后再加入芒硝，将膈邪与小肠内变质的病理产物（似痰非痰）一并荡涤。

处方解析

柴胡加芒硝汤为1/3的小柴胡汤加入芒硝二两而成（只是半夏的用量较1/3的小柴胡汤为少）。成无己在《注解伤寒论》中提及："小柴胡汤方内加芒硝六两，余依前法，服不解更服"，为什么本方只用原小柴胡汤的1/3量呢？是因为先投与了小柴胡汤，膈邪的量已减到1/3了吗？小柴胡汤本来应该再煎，然而本条文中"上八味，以水四升，煮取二升，去滓，内芒硝，更煮微沸，分温再服，不解更作。"并无再煎的指示。没有任何特殊理由不进行再煎，我们认为原本的条文中可能没有"上八味，以……"

这一段内容。

"上七味，以水一斗二升，煮取六升，去滓，再煎取三升，温服一升，日三服。"，在小柴胡汤的原条文中指出将药物再煎至三升，一日三次，每次服用一升。而每次一升恰好是小柴胡汤原量的 1/3。最为合理的认识是将原来的小柴胡汤再煎至三升，分二次先服用二升，剩下的一升中将芒硝二两放入溶化后服用。如此，成无己在《注解伤寒论》中谈到的"小柴胡汤方内加芒硝六两"，与一升小柴胡汤中加入二两芒硝正好吻合。

本来柴胡加芒硝汤为小柴胡汤加芒硝六两，若用三升小柴胡汤中余下的一升时，则加芒硝二两。对"胸胁满而呕"等少阳病症状，小柴胡汤可在一定程度上减轻膈邪，对部分"日晡所发潮热，已而微利"等接近阳明病的病证，可用小柴胡汤加芒硝对应。如前所述，小肠内并无燥屎，而是存在着粘稠的"似痰非痰"之物，可用芒硝来荡涤。

柴胡桂枝干姜汤

条文

第 147 条　伤寒五六日，已发汗而复下之，胸胁满微结，小便不利，渴而不呕，但头汗出，往来寒热，心烦者，此为未解也。柴胡桂枝干姜汤主之。

柴胡桂枝干姜汤方　柴胡半斤　桂枝三两去皮　干姜二两　瓜蒌根四两　黄芩三两　牡蛎二两熬　甘草二两炙

上七味，以水一斗二升，煮取六升，去滓，再煎取三升，温服一升，日三服。初期微烦，复服汗出便愈。

（辨发汗吐下后病脉证并治第二十二·第 249 条同上）

《金匮·疟病脉证并治第四》
第8条　柴胡桂姜汤　治疟寒多微有热，或但寒不热。（用量、用法同第147条）

瓜蒌根

《本经》中品：
治消渴。身热烦满。大热。补虚安中。续绝伤。
《别录》中品：
主除肠胃中痼热，八疸，身面黄，唇干口燥，短气，通月水，止小便利。
使用瓜蒌根的处方
汤剂
第147条　柴胡桂枝干姜汤：瓜蒌根四两（同《金匮要略·疟病脉证并治第四》第8条）
瓜蒌桂枝汤：瓜蒌根二两（《金匮要略·痉湿暍病脉证第二》第12条）
汤剂加减方
小柴胡汤：若渴，去半夏，加人参合前成四两半，瓜蒌根四两（第96条）
柴胡去半夏加瓜蒌汤：瓜蒌根四两（《金匮要略·疟病脉证并治第四》第7条）
小青龙汤：若渴，去半夏，加瓜蒌根三两（第40条）
《千金》三黄汤：渴加瓜蒌根三分（《金匮要略·中风历节病脉证并治第五》第17条）
丸药、散药
牡蛎泽泻散：牡蛎，泽泻等　瓜蒌根各等分（第395

条）

瓜蒌牡蛎散：牡蛎熬　瓜蒌根等分（《金匮要略·百合狐惑阴阳毒病证治第三》第7条）

瓜蒌瞿麦丸：瓜蒌根　茯苓　瞿麦等（《金匮要略·消渴小便利淋病脉证并治第十三》第10条）

紫石寒食散：瓜蒌根　紫石英　白石英　赤石脂等（《金匮要略·杂疗方第二十三》第4条）

《伤寒论》、《金匮要略》中使用瓜蒌根的处方如上所示。柴胡去半夏加瓜蒌汤、小青龙汤、《千金》三黄汤的各处方中，皆为"若渴，去半夏加瓜蒌根三～四两（三黄汤为三分）"。

功效：

①生胃津清胃热作用。

②滋润下膈之门，使津液内外出入顺畅。

③使后通卫气易从上膈（后）向下运行。

用瓜蒌根、人参、甘草、粳米、麦门冬等生津；瓜蒌根滋润下膈；葛根、生姜、桂枝等达外，如此胃的气津才能供给到肌部和口中。

为了使肌湿入内（回流），从尿排泄而出，如牡蛎泽泻散及瓜蒌瞿麦丸所示，用瓜蒌根滋润下膈，使肌湿从体表外壳回归内部，并经心下→小肠→膀胱排泄。

条文解析

伤寒从发病开始经过五六日，曾误用下法和汗法。重复误治致使①正气消耗，②表邪内陷于膈（少阳病）。误治伤及气津，致使胃中阳气、津液均出现不足。内陷之邪在膈与正气（胃气）展开邪正斗争则"胸胁满"。在误治所致的胃气不足的状况下，几乎所有胃气都汇聚在膈进行邪正斗争，胃气不能养肾。在膈进行的邪正斗争引起膈热，导致膈的出入不利（"出"不利），同时肾的气化失调，后通卫气不能外出皮部则"恶寒"。胃的阳气不足，胃中寒饮内生，胃气不得内守，饮停心下则"心下微结"。条文中虽无"心下"这两个字，实为"心下微结"。胃中没有饮，即便有也是极少量，且伴有胃津不足。心下之饮导致心下升降不利，胃津不得外行肌部，津不至口中则"渴"。胃中阳气不足，胃中基本不存在饮，反而因胃中津液不足阴不制阳，故不会发展为"大逆上气"的麦门冬汤证。无胃气上逆则"不呕"。膈热向上传至胸则"心烦"，但不会发展为水热互结的结胸证，也不会发展为无形之热的栀子豉汤证。心下寒饮上升至胸，在胸热的作用下略微化热，停留在胸中。也就是说热以及略微化热之饮可能存在于胸，是结胸证的前兆。最终胸、膈、心下升降出入不利，胃气不得向上、向外运行。心下之饮导致心下不利及胃津不足，三焦，尤其心下→小肠→膀胱的水道不利则"小便不利"。在膈进行的邪正斗争在正气占优势时，膈的出入不利得以改善，胃气外达皮、肌部，同时下行养肾，恶寒消失而出现"发热"。尽管发热，因胃津不足和心下之饮所致的心下不利仍旧存在，胃津不能外达肌部，故不会引发全身汗出，部分胃气经直达路上行头部出现"但头汗出"。

第147条虽有"往来寒热"，但与大柴胡汤、小柴胡汤相比较，发热的时间远少于恶寒的时间。

处方解析

用与大柴胡汤、小柴胡汤等量的柴胡半斤、黄芩三两，将膈邪驱逐于膈外，清解膈热。干姜、甘草鼓舞已衰弱的胃中阳气，祛除心下寒饮。瓜蒌根和甘草相配伍生胃津，滋润后膈之上部及前膈之下部，使膈的出入顺畅，并可清胸热。牡蛎软化前膈，使膈的出入顺畅，由此可知柴胡桂枝干姜汤证的胁下硬较小柴胡汤证为甚。本方中桂枝的用意不同于太阳病，桂枝需要再煎，说明桂枝用于使下膈中的少阳之邪外达膈外。七味药相配伍使胃中阳气、津液得以恢复，改善胸、膈、心下的不利状况，祛除心下之饮。

干姜用于恢复胃中阳气，祛除心下之饮；桂枝使胸、膈、心下趋于"升"，这两味药物性辛温，导致胸热所致的"心烦"症状恶化则"初服微烦"；瓜蒌根用于清热。七味药使胸、膈、心下的升降出入得以改善，心下之饮得以祛除，胃中阳气津液全部得以恢复，如此"复服汗出便愈"，不仅头汗出，全身得以出汗而治愈。

构成柴胡桂枝干姜汤的药物中，柴胡、桂枝、干姜、牡蛎、瓜蒌根这五味药物都与气机的"出、升"相关，为守胃加入了一味甘草。整个处方的主体在于"出、升"，不需要过度守胃，因此去掉了人参、大枣。

《金匮·疟病脉证并治第四》

第8条 柴胡桂姜汤 治疟寒多微有热，或但寒不热。

（用量用法同《伤寒论》第147条。只是牡蛎在此处为三两，多一两。）

柴胡桂姜汤证的疟邪，存在于膈的中膈、下膈。较之大柴胡汤证、小柴胡汤证，本证胃中阳气不足，尽管在膈引发了邪正斗争，膈气（正气）也不太可能战胜疟邪而解除膈气不利。因此膈气不可能外达，或者即便一时性外达，时间也极为短暂，故"寒多微有热，或但寒不热"，此外心下寒饮也阻碍胃气外达。又因胃津不足，膈前后组织在物理性质上变得坚硬而致密，也妨碍了膈气外达。在膈进行邪正斗争的结果，产生的膈热波及胸，胸中也可能出现热象。

处方解析

与前述《伤寒论》第147条的柴胡桂枝干姜汤基本相同。用柴胡使整个膈（尤其中膈）外达，用桂枝使下膈外达。

柴胡桂枝汤

条文

第146条　伤寒六七日，发热，微恶寒，支节烦疼，微呕，心下支结，外证未去者，柴胡桂枝汤主之。

柴胡桂枝汤方　桂枝去皮　黄芩一两半　人参一两半　甘草一两炙　半夏二合半洗　芍药一两半　大枣六枚擘　生姜一两半切　柴胡四两

上九味，以水七升，煮取三升，去滓，温服一升。本云人参汤，作如桂枝法，如半夏，柴胡，黄芩，复如柴胡法。今用人参作半剂。

辨可发汗病脉证并治第十六
第77条　（条文同第146条）
柴胡桂枝汤方　柴胡四两　黄芩一两半　人参一两半　桂枝一两　半去皮　生姜一两半切　半夏二合半洗　芍药一两半　大枣六枚擘　甘草一两炙

上九味，以水六升，煮取三升，去滓，温服一升，日三服。本云，人参汤。作如桂枝法，加半夏柴胡黄芩，如柴胡法。今著人参。作半剂。

辨发汗后病脉证并治第十七
第112条 发汗多，亡阳谵语者，不可下，与柴胡桂枝汤和其荣卫，以通津液，后自愈。

柴胡桂枝汤方 柴胡四两 桂枝一两半去皮 黄芩一两半 芍药一两半 生姜一 两半 大枣六个擘 人参一两半 半夏二合半洗 甘草一两炙

上九味，以水六升，煮取三升，去滓，温服一升，日三服。

《金匮·腹满寒疝宿食病脉证治第十》
第22条 《外台》柴胡桂枝汤方 治心腹卒中痛者。
柴胡四两 黄芩 人参 芍药 桂枝 生姜各一两半 甘草一两 半夏二合半 大枣六枚
上九味，以水六升，煮取三升，温服一升，日三服。

《辨可发汗病第十六》中的第77条和《辨发汗后病第十七》中的第112条均记载为："上九味，以水六升，煮取三升，去滓，温服一升，日三服。"可见第146条的"水七升"应为"水六升"。此外"温服一升"也应为"温服一升，日三服"，我们认为第146条原本应有"日三服"。

柴胡桂枝汤与小柴胡汤的不同之处，有以下两点：
①柴胡桂枝汤的药物用量为小柴胡汤的1/2（也是桂枝汤的1/2）。

②柴胡桂枝汤不再煎。

条文解析

第 146 条　伤寒六七日，发热，微恶寒，支节烦疼，微呕，心下支结，外证未去者，柴胡桂枝汤主之。

伤寒经过六七日，通常已过了太阳病，条文中"发热，微恶寒，支节烦疼""外证未去者"，提示仍然残存太阳病的证候。另一方面"微呕，心下支结"等说明也同时存在少阳病的证候，接近太阳、少阳合病，只是太阳、少阳两者的症状都比较轻微。对此，多数学说单纯地认为无论太阳之邪还是少阳之邪都较轻微。然而就疼痛而言，本条的"支节烦疼"与《伤寒论》第 91 条桂枝汤证的"身疼痛"相比，"支节烦疼"应该更为严重。"支节烦疼"不是全身疼痛，而是四肢及四肢关节的疼痛，与麻黄汤证的"身疼，腰痛，骨节疼痛"以及白虎加桂枝汤证的"骨节疼烦"等由于肌、肉、骨节郁热或热所致的症状相接近。此外，一般在桂枝汤证中多见"自汗"的记载，而在柴胡桂枝汤的条文中没有关于"汗"的记述。按照一般的邪轻微之说，应该出现较桂枝汤证的"身疼痛"为轻的"身微痛"才对，不应该为疼痛所苦出现"四肢骨节烦疼"。尽管太阳之邪轻微，为何疼痛相当严重呢？若为太阳中风证，风邪广泛散布在肌部卫分，应投与原量的桂枝汤，但本方用量仅为桂枝汤的 1/2。事实上，本证原为狭义的伤寒，经过六七日皮部之邪大半消失，部分风邪经皮腠→肌腠侵入膈，邪横跨在肌腠和膈。邪所在位置的特殊性，决定了柴胡桂枝汤证的特性。邪主要存在于外壳的肌腠，邪从肌腠侵入膈时邪的量较桂枝汤证、小柴胡汤证为少。因邪存在于肌腠，引起腠理出入异常，尤其是"出"不利故"无自汗"，受鼓舞的胃气在肌、肉、骨节蕴生郁热则"骨节烦疼"、"发热"。此外，在膈之邪又引发了邪正斗争，膈热导致膈的升降出入不利，胃气上逆则"微呕"，心下不利则"心下支结"。与此同时，膈的出入异常也影响腠理的开闭，腠理"出"的功能下降。太阳之邪的绝对量虽较桂枝汤证微小，由于胃肾之气存在一定的不足，依靠自身的力量是无法使邪外达。因此后通卫气减少出现"微恶寒"，膈的出入不利也是皮部卫气减少的原因之一。由上可知"微恶寒"不是由于寒邪外束而是正气（后通卫气）减少所致。

处方解析

小柴胡汤和桂枝汤各用1/2量，不再煎，使存在于膈和肌腠的邪气外达。柴胡、桂枝使膈邪外达腠理，再由腠理驱逐而出。柴胡开膈、开腠理，桂枝使腠理倾向于"出"，从而具有上述作用。

辨发汗后病脉证并治第十七
第112条　发汗多，亡阳谵语者，不可下，与柴胡桂枝汤和其荣卫，以通津液，后自愈。

参考条文

第211条　发汗多，若重发汗者，亡其阳，谵语，脉短者死，脉自和者不死。

发汗过多致使广义之气即狭义的气和狭义的津液大量丧失。此处的"亡阳"是指广义的气（狭义的气和狭义的津液）丧失，内涵上不同于四逆汤证的所谓"亡阳"，反而是指狭义的津液过多丧失。发汗过多导致皮、肌、脉外之气丧失，尤其是脉外之气的过多丧失引起心包阴阳失调（尤其是津液不足），心包生热（虚热）而出现"谵语"。因此本条的"谵语"有别于胃中实热所致承气汤证中的谵语，"不可下"不能用下法。柴胡桂枝汤使脉中之血和脉外之气同行并走，将胃中津液上运心包，心包得到润养，阴阳调和则谵语止。随着全身三焦功能的恢复，谵语以外的其他症状也可治愈。

处方解析

　　小柴胡汤及桂枝汤（各1/2量），不再煎，使气得以循行。

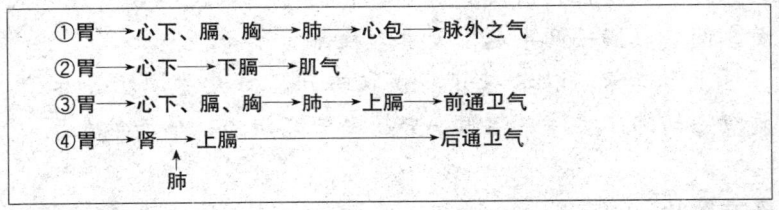

　　将胃中气津运至外达通路（三焦），通过润养作用使三焦通路的功能得以恢复，心包虚热也得以治愈。

《金匮·腹满寒疝宿食病脉证治第十》
　　第22条　《外台》柴胡桂枝汤方　治心腹卒中痛者。

　　无论是何种原因，疼痛是由于疼痛所在部位的络不通所致。因此心下、腹部之痛也在于该部位的络不通。柴胡桂枝汤证中的"心腹卒中痛"是由于某种原因突然导致膈的升降出入不利，结果使胆气疏泄失调，肝血运行恶化，在心下、腹部出现了络不通。心下不利很可能导致饮内生于心下。

处方解析

柴胡桂枝汤治疗膈不利，同时治疗心下、腹中络不通。

柴胡加龙骨牡蛎汤

条文

第107条　伤寒八九日，下之，胸满，烦惊，小便不利，谵语，一身尽重，不可转侧者，柴胡加龙骨牡蛎汤主之。

柴胡加龙骨牡蛎汤方　柴胡四两　龙骨　黄芩　生姜切　铅丹　人参桂枝去皮　茯苓各一两半　半夏二合半洗　大黄二两　牡蛎一两半熬　大枣六枚擘

上十二味，以水八升，煮取四升，内大黄，切如棋子，更煮一两沸　去滓　温服一升。本云柴胡汤，今加龙骨等。

条文解析

第107条　伤寒八九日，下之，胸满，烦惊，小便不利，谵语，一身尽重，不可转侧者，柴胡加龙骨牡蛎汤主之。

柴胡加龙骨牡蛎汤不同于小柴胡汤之处：

①分量少。

两方均使用了柴胡、黄芩、生姜、人参、半夏、大枣，用量上前者恰好为后者的1/2。

②不再煎。

③大黄采用特殊煎法（一两沸），只稍微煮沸一两下。

④水八升煎至四升，服一升。

条文中没有说清楚一日仅服用一次，一次一升，抑或是服用二次、三次。对照《辨发汗后病第十七》柴胡桂枝汤的服用方法"煮取三升，去滓，温服一升，日三服"，我们认为很可能为日服三次。煎取了四升，如果一次仅服用一升的话，起码开始就应该取处方的 1/4 量进行煎煮，且服用一次。

伤寒经过了八九日，被误行下法，邪经皮表内陷于肌腠和膈（病理机制近似于前述的柴胡桂枝汤）。在膈展开的邪正斗争，使膈生热，引起胸、膈、心下的升降出入异常及腠理的出入异常。邪正斗争所鼓舞的胃气，由于膈及腠理出入不利（尤其是"出"不利），不能行于外肌，在上方的胸、心包出现过剩致使胸、心包生热，肌部反而不会产生郁热。胸热故"胸满"、"烦"；心包有热则呈现"惊"、"谵语"。过剩的胃气冲向上方，在胸、心包生成热而被耗费，脉外之气因而减少，肉、筋部郁热生成则"一身尽重，不可转侧"。邪在膈和肌腠，所以影响了整个气机的升降出入。曾对《伤寒论》第 96 条"伤寒五六日中风，往来寒热，胸胁苦满，嘿嘿不欲饮食，心烦喜呕，或胸中烦而不呕，或渴，或腹中痛，或胁下痞鞕，或心下悸，小便不利，或不渴，身有微热，或咳者，小柴胡汤主之。"的条文做过解析，膈不利会对全身的三焦气化产生不良影响。误下后出现膈不利，三焦水道，尤其是心下→小肠→膀胱的通路运行恶化表现为"小便不利"。

对"一身尽重，不可转侧"的补充说明

本证邪所在之处（肌腠、膈）较为特殊，邪绝对少于一

般的桂枝汤证或小柴胡汤证。邪正斗争胃气虽然受到鼓舞，但由于伤寒已过了八九日时误行下法，胃气在一定程度上被消耗，因此胃气受鼓舞的程度不及小柴胡汤。受到鼓舞的胃气向膈汇聚引发了邪正斗争，膈热内生，膈热和剩余的胃气冲向上方的胸、心包并形成蕴热。过剩的胃气向上上冲，使胸、心包生热的同时也耗费在胸、心包，连接心包与脉外的脉外之气因而减少，筋和肉失去滋养，出现"一身尽重，不可转侧"（全身沉重，不能翻身）。

参考条文

第208条"阳明病，脉迟，……其身必重，……大承气汤主之。"

也提示了由于脉外之气减少而产生了"身重"。

处方解析

不行再煎的1/2量的小柴胡汤去炙甘草与桂枝汤中1/2量的桂枝，使膈、腠理之邪外达，改善了膈、腠理的升降出入不利和三焦不利。龙骨、牡蛎、铅丹、茯苓和大枣具有安神定惊作用，治"烦惊，谵语"。同时茯苓可通利三焦。后下大黄二两仅一二沸，意在降下胃、心下、膈、胸的无形之热，用法近似于第154条大黄黄连泻心汤的麻沸汤。

铅丹

《本经》中品：

味辛，微寒。主吐逆胃反，惊痫癫疾，除热下气。炼化还成九光。久服通神明。

《别录》中品：

止小便利，除毒热脐挛，金疮溢血。

功效：安神镇惊

四逆散

条文

第318条　少阴病，四逆，其人或咳，或悸，或小便不利，或腹中痛，或泄利下重者，四逆散主之。

四逆散方　甘草炙　枳实破水渍炙干　柴胡　芍药

上四味，各十分，捣筛，白饮和服方寸匕，日三服。咳者，加五味子，干姜各五分，并主下利。悸者，加桂枝五分。小便不利者，如茯苓五分。腹中痛者，加附子一枚，炮令坼。泄利下重者，先以水五升，煮薤白三升，煮取三升，去滓，以散三方寸匕，内汤中，煮取一升半，分温再服。

（一方寸匕：约1.0～2.0g）

条文解析

第318条　少阴病，四逆，其人或咳，或悸，或小便不利，或腹中痛，或泄利下重者，四逆散主之。

虽说是"少阴病，四逆"却并非所谓阳虚阴盛的少阴病，不同于第281条"少阴之病，脉微细，但欲寐也。"，第315条"厥逆无脉"（白通加猪胆汁汤）以及第317条"手足厥逆"（通脉四逆汤）等。只是因为存在"四肢厥逆"的症状所以归入到少阴病。四逆散证的病理机制为胆气一时郁结，胆的疏泄作用失调，造成膈气不利，前通、后通卫气难以外行皮部而形成四逆（图62）。此外胆气郁滞又可引起血运障碍。

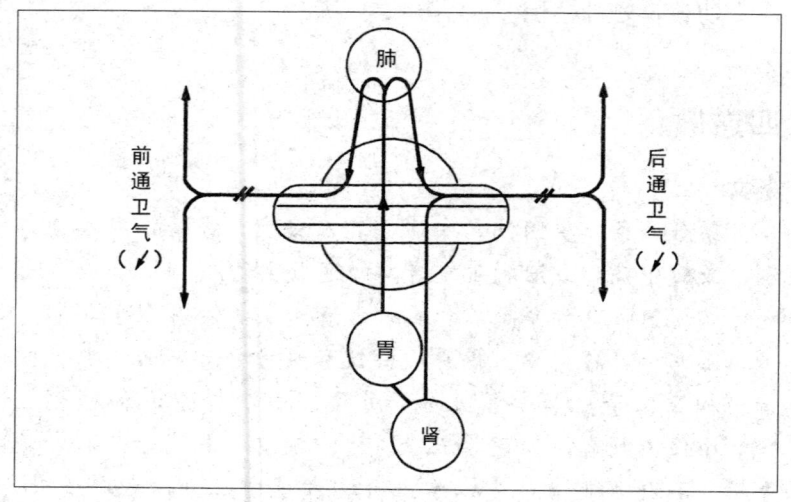

图 62

兼证的病理机制如下：

①或咳

由于膈的出入不利（"出"不利），外行皮部的卫气减少。胃气过度行于肺，肺的宣散作用失调而"咳"。

②或悸

由于胃气外出皮部减少，部分胃气行于心下造成过剩而产生"悸"。病理机制接近于第102条"伤寒二三日，心中悸而烦者，小建中汤主之。"

③或小便不利

胆郁及膈气不利导致三焦水道不利表现为"小便不利"。

④或腹痛

胆郁及膈气不利使血的运行不利，腹中（小肠）的络血不通则"腹痛"。

⑤或泄利下重

膈气不利,不得外出皮部的过剩胃气行于小肠,致使小肠分别(第二分别)失调,出现"泄利下重"。

处方解析

柴胡解胆郁,促进膈气"出"。芍药、枳实司膈的"入",主胸、膈、心下的"降"。芍药与柴胡相配伍可调整胸、膈、心下的升降出入。此外芍药、枳实的用法与排脓散相同,通过使络血回归于肝来改善络不通。甘草用于补胃气守胃气。四逆散为散剂,与汤剂相比用量非常少,一次投与量为一方寸匕,即 1.0～2.0g,一日三次。利用处方中药物的气味,目的在于调整膈的功能异常。治疗"或"以下兼证的加味方,并非经方原本的内容故不予解析。本来"或"以下的兼证皆可用四逆散解决。四逆散用作汤剂也可奏效。对柴胡、芍药和枳实的用量进行增减,即可调整膈的出入方向。例如增加柴胡用量,减少芍药和枳实的用量,则偏于"出";反之减少柴胡用量,增加芍药和枳实的用量则偏于"入"。

疟　病

疟病总论

有关膈的构造、功能已在柴胡剂总论中予以叙述。所谓少阳病柴胡汤证是急性热病的进程中邪侵入至膈。另一方面，疟病是在急性热病的进程中，邪侵入膈，不得排出而呈现慢性病变。疟病的发作频率可在每月一次或数日一次。

如前所述，膈是由上膈、中膈、下膈三层构成。因此邪存在的部位是以膈的上、中、下某一层为中心，或是跨越二层以至于三层。从对应的治疗药物来看，上膈＝麻黄，中膈＝柴胡，下膈＝桂枝。（图63）

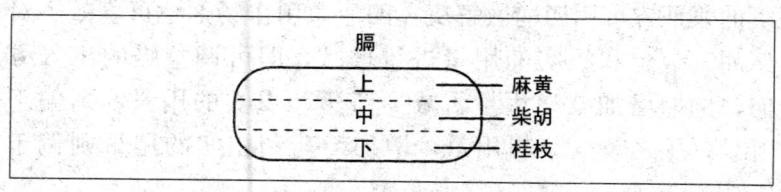

图63

邪存在的位置有深、浅之分。（图64）

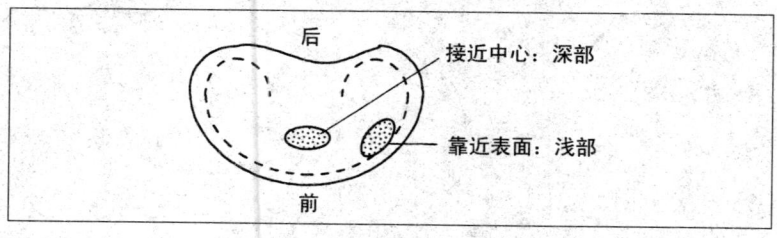

图64

疟邪有时存在于膈的表浅处,有时潜藏于膈的较深处而成为癥瘕。对表浅部位之邪,可用麻黄、柴胡、桂枝应对;对深部之邪,则需用到鳖甲、䗪虫等药物。此外,蜀漆可全面作用于膈的上~下、深~浅各处(不过服用蜀漆后,易出现呕吐,很难运用)。

参考

将《外台秘要》疗疟方第十一首所记处方中的常用药物罗列如下,仅供参考。

常山、蜀漆、鳖甲、乌梅、豆豉、牡蛎、桂心、麻黄、黄芩、山栀子、大黄、石膏、知母、白薇、瓜蒂、瓜蒌、生姜、甘草、人参、附子、乌头等

疟病之脉

参考条文

《金匮·疟病脉证并治第四》

第1条　师曰,疟脉自弦,弦数者多热,弦迟者多寒。弦小紧者下之差,弦迟者可温之,弦紧者可发汗,针灸也,浮大者可吐也,弦数者风发也,以饮食消息止之。

疟病之脉,基本呈弦脉。

```
      ┌ 数────多热,风发也
      │ 迟────多寒,可温之
   弦 ┤ 小紧───下之差
      │ 紧────可发汗,针灸
      └ 浮大───可吐之
```

鳖甲煎丸

条文

《金匮·疟病脉象并治第四》

第2条 疟病,以月一日发,当以十五日愈。设不差,当月尽解。如其不差,当云何。师曰,此结为癥瘕,名曰疟母,急治之,宜鳖甲煎丸。

鳖甲煎丸方 鳖甲十二分炙 乌扇三分烧 黄芩三分 柴胡六分 鼠妇三分熬 干姜三分 大黄三分 芍药五分 桂枝三分 葶苈一分熬 石苇三分去毛 厚朴三分 牡丹五分去心 瞿麦二分 紫葳三分 半夏一分 人参一分 䗪虫五分熬 阿胶三分炙 蜂巢四分熬 赤消十二分 蜣螂六分熬 桃仁二分

上二十三味,为末,取锻灶下灰一斗,清酒一斛五斗,浸灰,候酒尽一半,着鳖甲于中,煮令泛烂如胶漆,绞取汁,内诸药,煎为丸如梧子大,空心服七丸,日三服。

千金方用鳖甲十二片,又有海藻三分,大戟一分,䗪虫五分,无鼠妇、赤消二味,以鳖甲煎和诸药为丸。

条文解析

《金匮·疟病脉象并治第四》

第2条 疟病,以月一日发,当以十五日愈。设不差,当月尽解。如其不差,当云何。师曰,此结为癥瘕,名曰疟母,急治之,宜鳖甲煎丸。

古时历书以五日为一候,三候为一节。疟病若每月发作一日，到一节（十五日）时，正气胜而愈。十五日不能治愈者，至少可在这个月结束时治愈。还不得治愈者是由于邪侵入膈的深部，痰瘀互结，形成了癥瘕，称之为疟母。因疟邪致使痰瘀互结，必须紧急投与鳖甲煎丸，以丸药慢慢消除已结成的癥瘕。

处方解析

鳖甲煎丸的适应症为疟邪存在于膈的深部，且痰瘀互结已成癥瘕（一种肿瘤样病变）。鳖甲为主药，用于软坚、祛除深部的疟邪。䗪虫、鼠妇、蜂巢、蜣螂、桃仁、丹皮、大黄、赤消、紫葳化瘀软坚；乌扇、葶苈、石韦、瞿麦、半夏化痰利水。其余药物基本都是构成柴胡桂枝汤的药物（柴胡、黄芩、桂枝、芍药、半夏、人参、干姜），深部的膈邪移至浅表时，可将其驱逐出膈外。阿胶补阴守阴；厚朴与大黄、赤消共行降气，将已转化为易排出形式的癥瘕从肠排出。

参考

乌扇＝射干，鼠妇＝地虱，紫葳＝凌霄花

白虎加桂枝汤

见后述。

蜀漆散、牡蛎汤

条文

《金匮·疟病脉证并治第四》

第5条　疟多寒者，多曰牡（牝）疟，蜀漆散主之。

蜀漆散方　蜀漆洗去腥　云母烧二日夜　龙骨等分

上三味，杵为散，未发前以浆水服半钱。温疟加蜀漆半分，临发时服一钱匕。一方云母作云实

《金匮·疟病脉证并治第四》

第6条　附《外台秘要》方　牡蛎汤　治牝疟。

牡蛎四两熬　麻黄去节四两　甘草二两　蜀漆三两

上四味，以水八升，先煮蜀漆，麻黄，去上沫，得六升，内诸药煮取二升，温服一升，若吐，则勿更服。

《金匮·疟病脉证并治第四》

第5条　疟多寒者，多曰牡（牝）疟，蜀漆散主之。

牡疟、牝疟

牡属阳为"雄"，牝属阴为"雌"。"疟多寒"与"疟多热"相比属阴，自古以来多数学说都认为牝疟之说正确。《外台秘要》、《金匮要略直解》、《医宗金鉴》中也采用了牝疟之说。在此也取牝疟之说。

处方解析参见牡蛎汤。

云母

《本经》上品：

味甘，平。主身皮死肌，中风寒热，如在车船上，除邪气，安五藏，益子精，明目。久服轻身延年。

《别录》上品：

无毒。下气坚肌，续绝补中，治五劳七伤，虚损少气，止利。久服悦泽不老，耐寒暑，志高神仙。

《金匮·疟病脉证并治第四》
第6条 附《外台秘要》方 牡蛎汤 治牝疟。

处方解析

牡蛎汤与蜀漆散方意相近，只是散、汤的不同。

《本经》中记载为"主身皮死肌，中风寒热……除邪气"，云母的部分作用类似麻黄。此外，《本经》记载龙骨具有"治癥瘕坚结"的作用，与牡蛎的软坚作用相同，而且龙骨具有与牡蛎同等的改善前膈出入的作用（参照《经方医学（第二卷）》）。蜀漆为治疟的主药，贯穿在蜀漆散和牡蛎汤。甘草守胃。

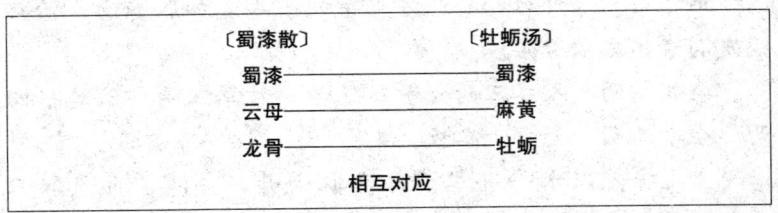

蜀漆治疟邪；云母、麻黄将上膈之邪向膈外驱逐。龙骨、牡蛎使前膈出入处易于畅通。由此三味药将疟邪驱逐至膈外，①从皮部以汗的形式被排出，②出至膈外后，沿皮部回流路至胸，从胸至心下，然后下降至小肠而被排泄。此时，若蜀漆诱发了呕吐，便可一下子将停留在心下的多余病理产物（饮及痰）排出。（图65）

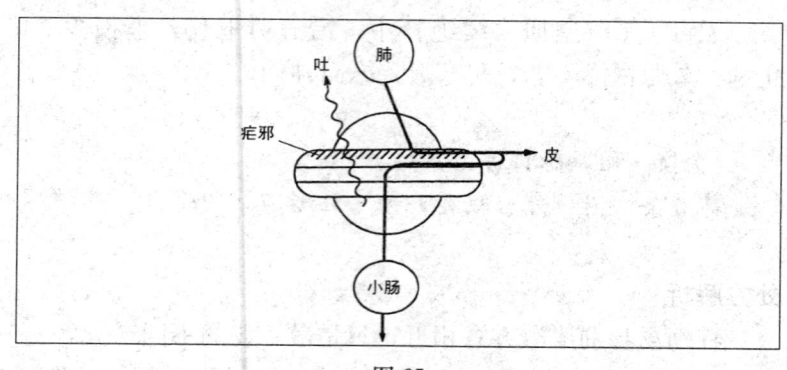

图 65

柴胡去半夏加瓜蒌汤

条文

《金匮·疟病脉证并治第四》

第 7 条 《外台秘要》方 柴胡去半夏加瓜蒌汤 治疟病发渴者,亦治劳疟。

柴胡八两 人参三两 黄芩三两 甘草三两 瓜蒌根四两 生姜二两 大枣十二枚。

上七味,以水一斗二升,煮取六升,去滓,再煎取三升,温服一升,日二服。

条文解析

《金匮·疟病脉证并治第四》

第 7 条 《外台秘要》方 柴胡去半夏加瓜蒌汤 治疟病发渴者,亦治劳疟。

疟病口渴者,柴胡去半夏加瓜蒌汤主之,也用于治疗过劳引起的疟病。

处方解析

小柴胡汤治疗在膈的膈邪。因有口渴故去掉半夏，加入瓜蒌根，说明见后。

柴胡桂姜汤

条文

《金匮·疟病脉证并治第四》

第8条 《外台秘要》方 柴胡桂姜汤 治疟寒多微有热，或但寒不热。服一剂如神。

柴胡半斤 桂枝三两去皮 干姜二两 黄芩二两 瓜蒌根四两 牡蛎三两熬 甘草二两炙

上七味，以水一斗二升，煮取六升，去滓，再煎取三升，温服一升，日三服。初服微烦，复服汗出便愈。

条文解析

《金匮·疟病脉证并治第四》

第8条 《外台秘要》方 柴胡桂姜汤 治疟寒多微有热，或但寒不热。服一剂如神。

柴胡桂姜汤用于治疗在膈的疟邪，解析见后。

柴胡汤类方与疟病

柴胡汤类方（大柴胡汤、小柴胡汤、柴胡桂枝干姜汤等）用于治疗疟病。柴胡将膈邪向膈外驱逐；黄芩清解在膈的邪正斗争所产生的膈热；桂枝将下膈的膈邪、牡蛎汤的麻黄将上膈的膈邪分别驱逐于膈外。小柴胡汤以半夏、人参、大枣、生姜、炙甘草调整胃气（供给和守胃），并祛除胃及心下之饮。大柴胡汤以大黄、枳实（小承气汤的一部分）应对膈热和同时伴有的胃中有形实热，用半夏、生姜祛除胃及心下之饮。芍药与半夏、生姜相配合，有助于祛除心下之饮，通络；芍药与枳实相配合，调节膈的出入（入）。大枣守护胃中气津。柴胡桂枝干姜汤以牡蛎、瓜蒌根使前后膈的出入畅通，同时瓜蒌根可清解胸热，将胃津供给至胸及肌部（借助桂枝向上、向外的作用）。干姜、甘草用于恢复胃中阳气，祛除胃中之饮。

黄芩汤、黄芩加半夏生姜汤

条文

第172条　太阳与少阳合病，自下利者，与黄芩汤。若呕者，黄芩加半夏生姜汤主之。

黄芩汤方　黄芩三两　芍药二两　甘草二两炙　大枣十二枚擘

上四味，以水一斗，煮取三升，去滓，温服一升，日再，夜一服。

黄芩加半夏生姜汤方　黄芩三两　芍药二两　甘草二两炙　大枣十二枚擘　半夏半升洗　生姜一两半一方三两切

上六味，以水一升，煮取三升。去滓，温服一升。日再，夜一服。

第333条　伤寒脉迟六七日，而反与黄芩汤彻其热。脉迟为寒，今与黄芩汤复除其热，腹中应冷，当不能食，今反能食，此名除中，必死。

《金匮·呕吐哕下利病脉证第十七》

第11条　干呕而利者，黄芩加半夏生姜汤主之。

黄芩加半夏生姜汤方　黄芩三两　甘草二两炙　芍药二两　半夏半斤　生姜三两　大枣二十枚

上六味，以水一斗，煮取三升，去滓，温服一升，日再，夜一服。

第49条　《外台》黄芩汤　治干呕下利。

黄芩三两　人参三两　干姜三两　桂枝一两　大枣十二枚　半夏半升

上六味，以水七升，煮取三升，温分三服。

条文解析

第172条　太阳与少阳合病，自下利者，与黄芩汤。若呕者，黄芩加半夏生姜汤主之。

虽为太阳少阳合病，但太阳之邪较轻微，邪化热从膈内陷于小肠。膈、小肠有热，小肠分别功能失调出现"自下利"。也可认为此处的"自下利"是排除小肠之邪的一种反应。在"自下利"的基础上出现呕吐者为膈热传至胃，胃气不和，胃饮内生而出现上逆。

处方解析

已化热之邪存在于少阳膈至小肠之间，为此不用所谓少阳病的主药柴胡，而以黄芩为主药。理由在于膈、小肠之邪，经过"自下利"，已从膈→心下→小肠→大肠排泄，故没有必要用柴胡再煎来将膈邪迫出膈外。黄芩清膈、小肠之邪，芍药使膈、小肠之邪下降，反而促进了"自下利"所致的排邪。炙甘草、大枣守胃。"若呕者"加用半夏、生姜以祛除胃饮，平复胃气上逆。

第333条对黄芩汤误治进行了描述。

《金匮要略》中的条文内容与《伤寒论》第172条相同，在此省略解析。

《外台》黄芩汤的处方内容有所不同，用于膈热和胃寒即所谓上下寒热错杂所致的"干呕下利"病证。与《伤寒论》黄芩汤相比,《外台》黄芩汤的处方更接近第 359 条干姜黄芩黄连人参汤。

泻心汤类方

条文

第154条　心下痞，按之濡。其脉关上浮者。大黄黄连泻心汤主之。

大黄黄连泻心汤方　大黄二两　黄连一两

上二味，以麻沸汤二升渍之，须臾绞去滓。分温再服。

臣亿等看详大黄黄连泻心汤，诸本皆二味，又后附子泻心汤，用大黄黄连黄芩附子，恐是前方中亦有黄芩，后但加附子也，故后云附子泻心汤，本云加附子也。

第155条　心下痞，而复恶寒，汗出者，附子泻心汤主之。

附子泻心汤方　大黄二两　黄连一两　黄芩一两　附子一枚炮去皮破别煮取汁

上四味，切三味，以麻沸汤二升渍之，须臾绞去滓，内附子汁，分温再服。

第156条　本以下之，故心下痞。与泻心汤，痞不解。其人渴而口燥烦，小便不利者，五苓散主之。

第159条　伤寒服汤药，下利不止，心下痞鞕，服泻心汤已，复以他药下之，利不止。医以理中与之。利益甚。理中者，理中焦，此利在下焦，赤石脂禹余粮汤主之。复不止者，当利其小便。赤石脂禹余粮汤。

赤石脂禹余粮汤方　赤石脂一斤碎　太一禹余粮一斤碎

上二味，以水六升，煮取二升，去滓，分温三服。

第164条　伤寒大下后复发汗，心下痞，恶寒者，表未解也。不可攻痞，当先解表，表解乃可攻痞。解表宜桂枝汤，攻痞宜大黄黄连泻心汤。

《金匮·惊悸吐衄下血胸满瘀血病脉证治第十六》
第17条　心气不足，吐血，衄血，泻心汤主之。（亦治霍乱）
泻心汤方　大黄二两　黄连一两　黄芩一两
上三味，以水三升，煮取一升，顿服之。

泻心汤类方总论

泻心汤大致可分为三类：
(1) 大黄黄连泻心汤
大黄二两　黄连一两（以麻沸汤的形式，分温再服）
(2) 泻心汤
大黄二两　黄连一两　黄芩一两（以水三升，煮取一升，顿服之）
(3) 半夏泻心汤、生姜泻心汤、甘草泻心汤（再煎，日三服）

以上处方均冠以"泻心汤"之名，用于"痞"的治疗，但所对应的病理却各不相同。(1) 麻沸汤，(2) 煎后服用、顿服。(3) 再煎。

(1) 用于误治或疾病进程中，心下升降出入不利者。心下不存在有形的痰湿（饮）等，只因无形之热（气热）造成了心下不利。条文中的"心下痞，按之濡"证实了这一点。此外，采用了麻沸汤形式（用热水浸泡一下），可运用于紧急情况，具有便利性。

(2) 不取麻沸汤的形式，而是煎煮后顿服。用于血热引起的吐血、衄血等出血症状。

（3）误治或疾病进程中，心下产生痰湿（饮）等有形的病理产物，并由此出现了心下升降不利。条文中的"心下痞鞭"证实了这一点。

大黄黄连泻心汤

条文

第154条　心下痞，按之濡。其脉关上浮者。大黄黄连泻心汤主之。

大黄黄连泻心汤方　大黄二两　黄连一两

上二味，以麻沸汤二升渍之，须臾绞去滓。分温再服。

（臣亿等看详大黄黄连泻心汤，诸本皆二味，又后附子泻心汤，用大黄黄连黄芩附子，恐是前方中亦有黄芩，后但加附子也，故后云附子泻心汤，本云加附子也。）

心下痞，按压心下柔软，脉表现为关上浮，大黄黄连泻心汤主之。

本方用于误治或疾病进程中出现心下痞，按之软，无抵抗且关脉浮者。投与的大黄黄连泻心汤采用了麻沸汤这一特殊煎法。所谓麻沸汤，据《大汉和辞典》为热水的异名，此外亦称百沸汤、大和汤。与煎煮数十分钟，大量溶出药物成分，效果显著的煎药相比，麻沸汤为快速倒入热水，立即将药滓过滤掉，仅取药物的气味。本方所治疗的心下痞，并非有形之物存于心下，而是由无形气热引起，且由此造成心下气机升降出入不利。

处方解析

大黄、黄连二味取麻沸汤,以其苦寒气味解除心下气痞。

林亿等人在其注解中认为,附子泻心汤加了黄芩,大黄黄连泻心汤也应加入黄芩。为了对该注做进一步探讨,实际将大黄、黄连、黄芩分别制成麻沸汤,服用后发现大黄、黄连的味道明显,黄芩几乎没有什么味道也没有香气,黄芩取麻沸汤的形式毫无意义。由此可知,确切地说大黄黄连泻心汤中只有大黄、黄连这两味药。附子泻心汤中的黄芩很可能是后加的,因为《金匮要略》泻心汤(煎服)中有黄芩,所以后加上去。大黄黄连泻心汤的麻沸汤与《金匮要略》泻心汤的使用目的不同,在煎煮方法和处方内容上自然有所不同。

第164条　伤寒大下后复发汗,心下痞,恶寒者,表未解也。不可攻痞,当先解表,表解乃可攻痞。解表宜桂枝汤,攻痞宜大黄黄连泻心汤。

对伤寒行大下,又误用发汗,反复误治导致心下痞。恶寒者,为表未解,不可攻痞,应先解表,之后应攻痞。解表用桂枝汤,攻痞宜用大黄黄连泻心汤。

伤寒,寒邪外束皮部,对此行大下后,皮部寒邪经腠理侵入肌部。大下使胃气也受到一定程度的损伤,心下之气也出现下陷而虚弱。对此又误用麻黄汤等发汗,肌邪依然残存,胃气愈发散失。麻黄、桂枝等温性药物将胃气上引至肺,同时使已经虚弱的心下蕴热,无形的气热引起"心下痞"。肌邪残存故"表未解",胃气损伤致使胃→肾→后通卫气减少而"恶寒"(桂枝汤证)。依据《伤寒论》的原则,首先针对残存的肌邪投与了桂枝汤，之后对气热引发的心下痞，使用了大黄黄连泻心汤。

第156条、第159条叙述了仅以"心下痞"为指标，错误地投与了泻心汤。相关解说见五苓散、赤石脂禹余粮汤处。

附子泻心汤

条文

第155条　心下痞，而复恶寒，汗出者，附子泻心汤主之。

附子泻心汤方　大黄二两　黄连一两　黄芩一两　附子一枚炮去皮破别煮取汁

上四味，切三味，以麻沸汤二升渍之，须臾绞去滓，内附子汁，分温再服。

据《大汉和辞典》"复"之意如下：

回去　a返，往；b转过来；c恢复原状；d再次，重来……等等。

表证存在时会出现"恶寒"、"汗出"，当表证解除无形之热存在心下引起心下痞时，本不应该出现恶寒。"而复恶寒者"是内里阳气不足形成近似少阴病的"恶寒"，而并非表未解的恶寒（第164条）。同时胃气及肾气不足，皮部卫气减少，皮腠开而"汗出"。

处方解析

大黄、黄连（黄芩）两味（三味）采用麻沸汤法，加入另煎的附子汁同服。对心下无形的气热以大黄和黄连的麻沸汤对应,对里的阳气不足(少阴证)用煎好的附子(炮)对应。如前所述没有必要用黄芩。

大黄黄连泻心汤证与附子泻心汤证的鉴别

第164条大黄黄连泻心汤证与第155条附子泻心汤证容易混淆,因为都存在"心下痞"、"恶寒"、"汗出"等类似症状。

第164条"大下后复发汗,心下痞,恶寒者,表未解(之后用了桂枝汤,说明有汗出)",与附子泻心汤证的阳气里虚,近似少阴病的恶寒,可从病理上区分开来。附子泻心汤的"汗出"为"汗出"与"恶寒"相提并论,属肾气不足腠理开合失调(偏于开)所致的"汗出"。第164条"大下后复发汗"是因为两次误治,阳气大量丧失,很可能发展为阴病。此时,尽管同样出现"心下痞"、"恶寒"、"汗出"等症状,也属于附子泻心汤证。

那么,表证未解的"恶寒"、"汗出"与近似少阴病的"恶寒"、"汗出",以何为准来鉴别呢?其要点在于脉象。

第154条大黄黄连泻心汤证表现为"其脉关上浮"。因心下存在无形气热,心下的升降出入不利,且影响至膈。关脉(确切地说为关前脉)对应膈,故呈现"关上浮"。另一方面,第164条即便有心下痞也属于"表未解"的桂枝汤证,脉象应该呈现"浮脉"(关脉也可能略上浮)。第155条的附子泻心汤证,即使有心下痞也因病态接近内里阳气不足的少阴病,应该表现为"沉脉"。

在《伤寒论》中,通常对已是常识性的知识反而不予记载。表证"脉浮",少阴病"脉沉"在当时属于理所当然的常识,故条文中未予记载。由此可知,第155条附子泻心汤证与第 164 条表证未解的泻心汤证，可通过脉的浮沉得以鉴别。

```
脉浮（缓）——————————泻心汤证＋桂枝汤证
脉关上浮————————————泻心汤证
脉沉细——————————————附子泻心汤证
```

泻心汤

条文

《金匮·惊悸吐衄下血胸满瘀血病脉证治第十六》

第 17 条　心气不足，吐血，衄血，泻心汤主之。（亦治霍乱）

泻心汤方　大黄二两　黄连一两　黄芩一两

上三味，以水三升，煮取一升，顿服之。

里热盛，热传至心、心包，血脉中蕴热形成血热。血热迫血妄行，伤络而引起"吐血、衄血"等出血症状。热伤气，热损伤心气，脉中之血失去气的统摄作用而造成出血。

心气不足

对于"心气不足"，《千金》认为是"心气不定"，《医宗金鉴》认为是"心气有余"。

如"心主血"、"心主血脉"所述，血能在全身毫无停滞地运行，必须借助血脉，由心尤其是由心气来完成（心的推动作用）。为使血在血脉中流动，需要①推动血（推进），②统摄血（使血不漏出的作用），这些皆为心气所主。中医学认为气统血（或脾统血），其实是由心气直接承担。总之，全身血的统摄作用（或脾的统血作用），是心气作用于血和血脉的结果。因此如果由于某种原因，心气对血、血脉的统摄作用失调，血就将从血脉中泄漏，引起各种各样的出血。原因不外乎①气不统摄（脾不统血）；②肝不藏血；③血热迫血妄行等。

本条的泻心汤，用于血热引起的出血，邪热波及心，心气受损，心气无法发挥其作用，故称之为"心气不足"。完全没有必要特意换言为"心气不定"或"心气有余"等。

```
气虚 ──→ 心气不足 ──────────────→ 不统血 → 出血
邪热(实) → 血热 → 心气损伤 → 心气不足 → 不统血 → 出血
```

处方解析

对于因血热引起的吐血、衄血及其他出血，紧急时可先以麻沸汤的形式急投。此法虽有一定效果，但药效较弱。本条没有采取麻沸汤的形式，而是用三升水将大黄、黄连、黄芩三味药煎煮至一升后顿服。本方一是未采取麻沸汤的形式，而是利用了煎煮以溶出药物成分；二是加入了黄芩，较只用大黄和黄连两味药物的处方，能更加广泛地应对存在于上焦、中焦、下焦的血热。

```
大黄：心、心包、肺、胃、小肠、大肠、膀胱、血室、胸、膈、心下、血脉中
黄连：心、心包、胃、小肠、大肠、胸、膈、心下、血脉中
黄芩：肺、胆、小肠、膈、心下
```

用大黄、黄连、黄芩这三味药，基本可以清除五脏六腑及胸、膈、心下在气分、血分之热。

```
五脏六腑热    ⎫
           ⎬ → 心、心包 → 血热
胸、膈、心下热 ⎭
```

此外，在后人的注解中，载有"亦治霍乱"。泻心汤不仅用于血热，也可用于湿热，可治疗湿热引起的呕吐、下利。

半夏泻心汤、生姜泻心汤、甘草泻心汤三方皆用于水（饮、痰湿）热并存于心下，心下升降出入不利所致的"心下痞鞕"。水和热同时存在，并未互结为痰热。在疾病过程中（自然进程或误治、或内部阴阳失调），心下、膈蕴热，心下生饮。同时因胃气存在某些不足，胃中产生寒饮，寒饮又至心下。（图66）

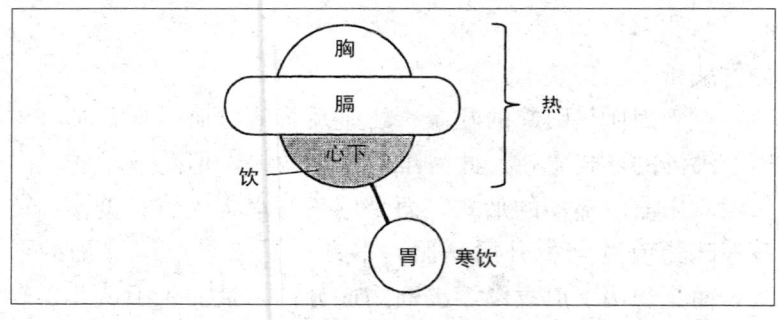

图66

心下所生之饮以及升至心下的胃中寒饮不断蓄积，引起心下升降出入不利时，主用半夏泻心汤治疗。

胃气不和，水（饮）存在于胃、心下、胁下，胃气上逆或水气流入小肠出现腹鸣、下利时，主用生姜泻心汤治疗。

反复误下，胃气更加虚弱时，主用甘草泻心汤治疗。

各药物所对应的病证

膈、心下之热：黄芩、黄连

心下之饮：半夏、干姜、生姜
胃中寒饮：半夏、干姜、甘草
胃气不足：人参、甘草、干姜、大枣

半夏泻心汤

条文

第149条 伤寒五六日，呕而发热者，柴胡汤证具，而以他药下之，柴胡证仍在者，复与柴胡汤。此虽已下之，不为逆，必蒸蒸而振，却发热汗出而解。若心下满而鞕痛者，此为结胸也，大陷胸汤主之。但满而痛者，此为痞，柴胡不中与之，宜半夏泻心汤。

半夏泻心汤方 半夏半升洗 黄芩 干姜 人参 甘草炙各三两 黄连一两 大枣十二枚擘

上七味，以水一斗，煮取六升，去滓，再煎取三升，温服一升，日三服。须大陷胸汤者，方用前第二法。一方用半夏一升。

辨发汗吐下后病脉证并治第二十二
第276条（同第149条）

《金匮·呕吐哕下利病脉证治第十七》
第10条 呕而肠鸣，心下痞者，半夏泻心汤主之。

条文解析

第149条 伤寒五六日，呕而发热者，柴胡汤证具，而以他药下之，柴胡证仍在者，复与柴胡汤。此虽已下之，不为逆，必蒸蒸而振，却发热汗出而解。若心下满而鞕痛者，此为结胸也，大陷胸汤主之。但满而不痛者，此为痞，柴胡不中与之，宜半夏泻心汤。

伤寒病经过五六日，呕吐并且发热者为柴胡汤证，却错误地用柴胡汤以外的药物行下法。幸好并未因误下而发展为逆治，仍表现为柴胡汤证者可再次投与柴胡汤，必然会出现恶寒战栗，体热如蒸，如以往一样发热汗出后病得解。如果出现心下满而硬痛者为结胸形成，大陷胸汤主之。心下只是满而未出现疼痛者为痞，不可投与柴胡汤，宜用半夏泻心汤。

柴胡汤证误下后，膈、心下蕴热，胃中所生寒饮升至心下，心下水（饮）和热互结，出现"心下痞（硬）"者可投与半夏泻心汤；柴胡汤证误下后，仍残存柴胡汤证者，可投与柴胡汤；发展为结胸，出现心下满、硬痛者投与大陷胸汤；心下有饮，只是心下满而没有疼痛者投与半夏泻心汤。

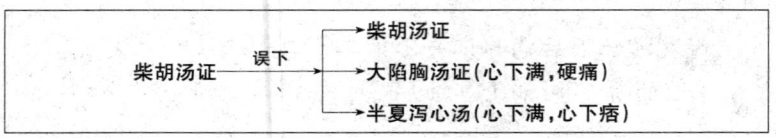

处方解析

用黄芩、黄连清膈、心下或胸中之热。用半夏、干姜祛除心下及胃中之饮。用人参、甘草、大枣、干姜补胃守胃。

《金匮·呕吐哕下利病脉证治第十七》
第10条 呕而肠鸣,心下痞者,半夏泻心汤主之。

内部阴阳失调所生的胃中寒饮流到心下,心下停饮则心下痞(硬)。胃中有寒饮,胃气上逆则"呕"。心下之饮向下流动至小肠则"肠鸣",也可能出现下利。

生姜泻心汤

条文

第157条 伤寒汗出解之后,胃中不和,心下痞鞕,干噫食臭,胁下有水气,腹中雷鸣下利者,生姜泻心汤主之。

生姜泻心汤方 生姜四两切 甘草三两炙 人参三两 干姜一两 黄芩三两 半夏半升洗 黄连一两 大枣十二枚擘

上八味,以水一斗,煮取六升,去滓,再煎取三升。温服一升,日三服。附子泻心汤,本云加附子,半夏泻心汤,甘草泻心汤,同体别名耳。生姜泻心汤,本云理中人参黄芩汤,去桂枝,术,加黄连,并泻肝法。

辨发汗后病脉证并治第十七
第106条(同第157条。)

条文解析

第157条 伤寒汗出解之后,胃中不和,心下痞鞕,干噫食臭,胁下有水气,腹中雷鸣下利者,生姜泻心汤主之。

伤寒汗出,病解之后,胃中不和,心下痞硬,嗳气食臭

(打嗝)，胁下有水气，腹鸣下利者，生姜泻心汤主之。

　　伤寒病，汗出病解后，因内部阴阳失调，胃气衰弱，胃饮大量内生。胃中之饮至心下、胁下、小肠引起"心下痞鞕"、"胁下有水气"、"腹中雷鸣下利"。因胃气上逆故出现"干噫食臭"。生姜泻心汤证与半夏泻心汤证相比，饮的量更多，且质地较为稀薄，故用了等量的半升半夏，干姜从三两减至一两，并加入了四两生姜。

处方解析

　　生姜泻心汤与半夏泻心汤同为心下有饮，前者饮的量多且稀薄，胃气上逆较为严重，故大量使用了生姜。

甘草泻心汤

条文

　　第158条　伤寒中风，医反下之，其人下利，日数十行，谷不化，腹中雷鸣，心下痞鞕而满，干呕心烦不得安。医见心下痞，谓病不尽，复下之，其痞益甚。此非结热，但以胃中虚，客气上逆，故使鞕也。甘草泻心汤主之。

　　甘草泻心汤方　甘草四两炙　黄芩三两　干姜三两　半夏半升洗　大枣十二枚擘　黄连一两　（人参三两）

　　上六味，以水一斗，煮取六升，去滓，再煎取三升。温服一升，日三服。

　　（林亿等谨按，上生姜泻心汤法，本云理中人参黄芩汤，今详泻心以疗痞，痞气因发阴而生，是半夏生姜甘草泻心三方，皆本于理中也。其方必各有人参，今甘草泻心中无者，脱落之也。又按千金并外台秘要治伤寒䘌食，用此方，皆有人参，知脱落无疑。）

辨不可不病脉证并治第二十
第165条　（与第158条基本相同。〔主→属〕）

辨发汗吐下后病脉证并治第二十二
第278条　（与第158条基本同。〔主→属〕）

《金匮·百合狐惑阴阳毒病证治第三》
　　第10条　狐惑之为病，状如伤寒，默默欲眠，目不得闭，卧起不安。蚀喉为惑，蚀阴为狐，不欲饮食，恶闻食臭，其面目乍赤，乍黑，乍白，蚀于上部则声喝（一作嗄），甘草泻心汤主之。
　　甘草泻心汤方　甘草四两　黄芩三两　人参三两　干姜三两　黄连一两　大枣十二枚　半夏半升
　　上七味，水一斗，煮取六升，去滓，再煎温服一升，日三服。

条文解析

　　第158条　伤寒中风，医反下之，其人下利，日数十行，谷不化，腹中雷鸣，心下痞鞕而满，干呕心烦不得安。医见心下痞，谓病不尽，复下之，其痞益甚。此非结热，但以胃中虚，客气上逆，故使鞕也。甘草泻心汤主之。

　　对伤寒中风误用下法，下利数十回，排出未消化物，腹中雷鸣，心下痞硬胀满，干呕，心烦，不得安宁。医者仅见心下痞，认为病尚未尽，又再次误下，心下痞愈发加重。此并非阳明证胃中热结，而是因胃中虚，客气至心下造成痞硬。甘草泻心汤主之。

林亿等人在注解中提到"此方无人参,乃脱落之故,本方当有人参为是",指出了甘草泻心汤与半夏泻心汤、生姜泻心汤同样,应该有人参三两,此说很是妥当。甘草泻心汤证与其他泻心汤证相比,胃气更虚,炙甘草从三两增加至四两,处方中未记载人参三两是属于脱字。附带说一下,《金匮要略·百合狐惑阴阳毒病证治第三》第10条的甘草泻心汤中有人参三两。

因反复误下致使胃气虚,胃的守胃机能衰弱,胃中所生之饮上逆心下,出现"心下痞硬"、"满"。心下之饮下流致使小肠的第一分别功能失调,出现"下利,日数十次,谷不化"。同时胃的守胃机能衰弱,胃气过度向胸上冲,胸中有热,无形之热导致"心烦"。

处方解析

因胃气虚,尤其是守胃机能严重失调,所以用了四两甘草、三两人参、十二枚大枣守胃。其他同半夏泻心汤。

《金匮·百合狐惑阴阳毒病证治第三》

第10条 狐惑之为病,状如伤寒,默默欲眠,目不得闭,卧起不安。蚀于喉为惑,蚀于阴为狐,不欲饮食,恶闻食臭,其面目乍赤,乍黑,乍白,蚀于上部则声喝(一作嗄),甘草泻心汤主之。

甘草泻心汤方 甘草四两 黄芩三两 人参三两 干姜三两 黄连一两 大枣十二枚 半夏半升

上七味,水一斗,煮取六升,去滓,再煎温服一升,日三服。

参考条文

《金匮·百合狐惑阴阳毒病证治第三》

第 11 条　蚀于下部则咽干，苦参汤洗之。

苦参汤方　苦参一升，以水一升，煎取七升，去滓熏洗，日三服。

第 12 条　蚀于肛者，雄黄熏之。

雄黄熏方　雄黄

上一味为末，筒瓦二枚合之烧，向肛熏之。

（脉经云，病人或从呼吸上蚀其咽，或从下焦蚀其肛阴。蚀上为惑，蚀下为狐，狐惑病者，猪苓散主之。）

狐惑病的病态类似伤寒，默默想睡觉，但眼睛却闭不上，不得入睡，焦虑不宁有不安之感。喉部溃烂者为惑，阴部溃烂者为狐。不欲饮食，讨厌闻到食物的味道。脸色一会红，一会黑，一会白。喉部溃烂，声音嘶哑。甘草泻心汤主之。

原本胃气不和，胃气衰弱而无法消化食物，胃中生饮故"不欲饮食，恶闻食臭"。胸、膈、心下有热，胸中有热故"默默欲眠，目不得闭，卧起不安"。胃饮停留于心下，心下之饮在胸、膈、心下有热的情况下形成湿热，湿热游溢于肌部，流注于咽喉则发为"惑"；流注于前阴、后阴的肌部则发为"狐"。胃气不和导致守胃机能衰弱，胃气过度上升至面部则"面目乍赤"；携心下之饮一同上升则"乍黑"；相反被胸、膈、心下之饮阻碍，胃气不得达于颜面则"乍白"。（图 67）

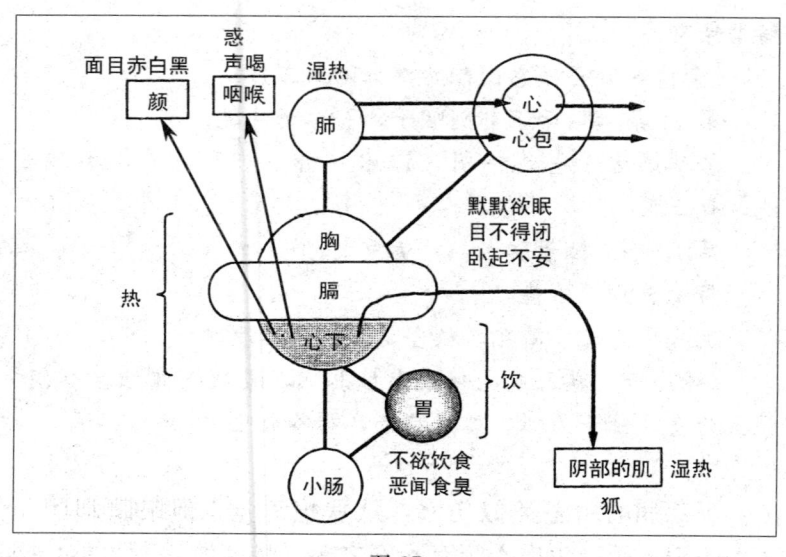

图 67

| 咽喉
| 前阴（性器官） ｝皆为粘膜，为裸露在外的肌部。
| 后阴（肛门）

处方解析

黄芩、黄连清胸、膈、心下之热；半夏、干姜祛除胃、心下之饮；甘草、人参、大枣守护胃气。甘草泻心汤清胸、膈、心下之热，除胃、心下之饮，使外周的症状，如"惑"、"狐"、"面目乍赤"、"乍黑"、"乍白"等得以治愈。

第10条叙述了用甘草泻心汤治疗"惑"，第11条、第12条又阐述了用苦参汤洗涤、雄黄熏蒸来治疗"狐"。对心下之饮流注于上焦（喉）及下焦（阴部）所致的"狐"，甘草泻心汤有效。内服甘草泻心汤，外用苦参汤、雄黄熏的认识较为妥切。

◆ **关于去滓再煎**

在《伤寒论》的处方中，用法标明"去滓再煎"的有小柴胡汤、大柴胡汤、柴胡桂枝干姜汤、半夏泻心汤、生姜泻心汤、甘草泻心汤、旋覆代赭汤共七个处方，对此已在小柴胡汤中予以陈述。其中的三个柴胡剂，再煎后药效将不外达外壳腠理，而是主要作用于邪正斗争的场所"膈"，将膈邪驱逐出膈。

首先，桂枝、柴胡、生姜、干姜等药物的功效作用随着再煎与不再煎发生着变化。

（1）桂枝

柴胡桂枝干姜汤的桂枝为再煎，目的在于使桂枝的药效不外达腠理，而主要作用于膈。另一方面，柴胡桂枝汤采取不再煎，是因为邪存在于膈和外壳腠理两个部位，必须使药效作用于此，而不再煎的柴胡和桂枝正好作用于膈和外壳腠理。柴胡加龙骨牡蛎汤中柴胡、桂枝的用法与此相同。

参考条文

第163条　桂枝人参汤方　桂枝四两别切　甘草四两炙　白术三两　人参三两　干姜三两

上五味，以水九升，先煮四味，取五升。内桂，更煮取三升，去滓。温服一升，日再夜一服。

桂枝人参汤证为人参汤证兼有表证，先用九升水煎人参汤至五升，之后加入桂枝四两煮至三升。人参汤中的干姜需长时间煎煮，而桂枝要控制在短时间内。总之，为使胃气外达，柴胡桂枝汤、桂枝人参汤中的桂枝特意不进行长时间煎煮。

(2) 柴胡

大柴胡汤、小柴胡汤、柴胡桂枝干姜汤全部为再煎。大柴胡汤和小柴胡汤中柴胡、生姜相配伍，柴胡桂枝干姜汤中柴胡、桂枝、干姜相配伍。再煎的目的在于使各药物的药效不达腠理，而停留于膈内。另一方面，后世的柴葛解肌汤（《伤寒六书》）没有采用再煎，是期待柴胡的药效不仅可至膈，还可外达腠理。

(3) 干姜（生姜）

半夏泻心汤类方中的干姜（生姜）主要针对以心下为主的病变（不过胃中也存在病变）。为使药效集中在心下，不涉及外壳而采取了再煎的方式。另一方面在四逆汤、白通汤、人参汤等处方中，干姜针对的主要病变部位是胃而并非心下。为鼓舞衰弱的胃气，干姜不用再煎。

以半夏泻心汤为例，再分析一下干姜和生姜。

第149条 半夏泻心汤方

半夏半升洗　黄芩　干姜　人参　甘草炙各三两　黄连一两　大枣十二枚擘

上七味，以水一斗，煮取六升，去滓，再煎取三升，温服一升，日三服。

第157条 生姜泻心汤方

生姜四两切　甘草三两炙　人参三两　干姜一两　黄芩三两　半夏半升洗　黄连一两　大枣十二枚擘

上八味，以水一斗，煮取六升，去滓，再煎取三升。温服一升，日三服。

第158条　甘草泻心汤方

甘草四两炙　黄芩三两　干姜三两　半夏半升洗　大枣十二枚擘　黄连一两

上六味，以水一斗，煮取六升，去滓，再煎取三升。温服一升，日三服。

上述三种泻心汤证，皆为心下存在水（饮、痰湿）和热，为此心下升降不利，表现为心下痞硬。在疾病过程中（误下或内部阴阳失调等）反复出现心下、膈蕴热，心下生饮。同时存在某些胃气不足，胃中寒饮内生，寒饮升至心下。因此用黄芩、黄连清膈、心下之热；用半夏、干姜、生姜祛除心下之饮；用半夏、干姜、甘草应对胃中寒饮；用人参、甘草、大枣补胃气不足，期望药效局限在膈、心下、胃。

问题在于干姜和生姜，两者都具有鼓舞胃气供给全身的功效。为使药效以膈、心下为中心，不作用于外壳腠理，泻心汤采用了再煎的方式。现代药理学认为生姜的主要成分属于精油，再煎后精油成分基本挥发，使胃气外达的作用降低。由此可知经过再煎，干姜、生姜的药效集中作用于胃以及邻近胃的膈、心下。其他药物的作用部位大致在胸、膈、心下、胃的其中某一处。

另外，丹波元坚在《药治通义》"去滓再煎"篇章中认为，冷热混结于一处时需再煎，若冷热部位不同则不需再煎。

◆**关于心下痞硬**

术者根据用手按压心下时对抵抗的感觉，判断是硬还是软,不过皆为术者的主观之见。在《伤寒论》条文所记载的"心下按之石鞕"、"心下坚"、"心下鞕"、"心下痞鞕"、"心下按之濡"等中,"心下坚"、"心下按之石鞕"是指术者手下明显感到抵抗,按压时感觉坚硬。"心下按之濡"是指按压时全无抵抗可直达深部,术者手下感觉很软。在"石鞕"、"坚"和"濡"之间,可明确划分为"硬"、"软"两类。那"心下痞鞕"的硬度究竟到了什么程度呢?在临床实际中,"心下痞鞕"的硬度只是略有抵抗感,甚至反而是略软的感觉,与"痞鞕"的"鞕"的字面印象有些差异。这一点需要特别注意,按之虽软,但底部略有抵抗,不是软塌塌的。其他如"心下有水"、"心下有饮"也与"心下痞鞕"同样,按压心下时感觉略软,但底部略有抵抗。从病理角度分析,痰、饮、水饮大量停聚在心下时则硬;饮、水饮存在,量不太多时则不硬,术者手下反而感到发软。伴有振水音时也是如此。另一方面气痞引起的心下痞,或胸中无形之热影响心下时,确实感到心下软乎乎的。总之,"硬"、"软"皆为术者的主观判断,至少从现代的软硬标准(煮鸡蛋的老嫩、棒球用球的软硬、网球用球的软硬等)来看,"心下痞鞕"的硬度反而属于略软的,这才符合临床实际。

病 理	痰及饮 较多	饮 少量到中等量	气 痞
硬 软	硬	稍软	软
振水音	(一)	(十)~(±)	(一)
条 文	心下坚,石鞕	心下痞鞕 心下有水 心下有饮	濡

常用处方分类

①硬

心下因硬 ┐
心下满而硬痛 │
心下痛按之石硬 ├ 大陷胸汤
心下至少腹硬满而痛 ┘

心下按之则痛——小陷胸汤

心下痞坚——木防己汤,木防己去石膏加茯苓芒硝汤

心下续坚满——甘遂半夏汤

心下硬——大承气汤,小承气汤

按心下坚——大承气汤

心下坚大如盘边如旋盘——枳术汤

②软

心下痛按之濡——大黄黄连泻心汤

按之心下濡者——栀子豉汤

③在硬、软之间,偏于略软的心下痞硬

心下痞硬——半夏泻心汤、生姜泻心汤、甘草泻心汤、旋覆花代赭石汤、桂枝人参汤

心下有水气,心下有饮(或心下有水饮)——桂枝去桂加苓术汤,真武汤,附子汤,苓桂术甘汤,五苓散,茯苓饮,泽泻汤,小半夏汤,小半夏加茯苓汤,人参汤,桂枝汤(阳旦汤),桂枝生姜枳实汤,小青龙汤等

④偏于略硬的心下痞硬

心下痞硬——十枣汤,大柴胡汤

其他处方

黄连汤

条文

第173条 伤寒,胸中有热,胃中有邪气,腹中痛,欲呕吐者,黄连汤主之。

黄连汤方 黄连三两 甘草三两炙 干姜三两 桂枝三两去皮 人参二两 半夏半升洗 大枣十二枚擘

上七味,以水一斗,煮取六升,去滓,温服。昼三夜二。疑非仲景方。

参考处方

半夏泻心汤:半夏半升 黄芩 干姜 人参 甘草炙各三两 黄连一两 大枣十二枚

条文解析

第173条 伤寒,胸中有热,胃中有邪气,腹中痛,欲呕吐者,黄连汤主之。

伤寒病,胸中有热,胃中有寒饮造成腹中疼痛,想要呕吐者,黄连汤主之。

本方用于广义伤寒病的过程中胸中有热,胃中生寒饮者。

胸中有热

用于胸中有热的处方,有栀子豉汤(无形之热)和陷胸汤(有形的痰热)等,黄连汤介于两者之间。胸中之热致使胸中之津略微炼结而成为"饮",若进一步炼结则变为痰热。

> 无形之热:栀子豉汤(豆豉、山栀子)
> 热+饮:黄连、半夏
> 痰热:黄连、半夏、全瓜蒌

在黄连汤证的进展过程中,当然也会出现需要加入全瓜蒌的病证。

胃中有邪气

一直强调胃中存在寒饮,为此守胃机能失调,胃中寒饮影响到小肠则"腹中痛",胃气上逆则出现"欲呕吐者"。

胸中有热+饮,胃中有寒+饮,心下当然也有饮,因此胸、膈、心下的升降出入失调,特别是升降机能失调。胸→心下的升降机能失调与守胃机能失调相互作用,出现"腹中痛"、"欲呕吐"等症状。(图68)

处方解析

半夏、黄连用于清胸中热、除饮;半夏、干姜祛除胃中的寒饮;人参、大枣、炙甘草、干姜助胃气,守胃;黄连(苦、寒、降)和桂枝(辛、温、升)调节胸—心下的升降。

临床上多见胸中之饮转化为痰热,对此可用加味方,即黄连汤合小陷胸汤(黄连汤+全瓜蒌)。

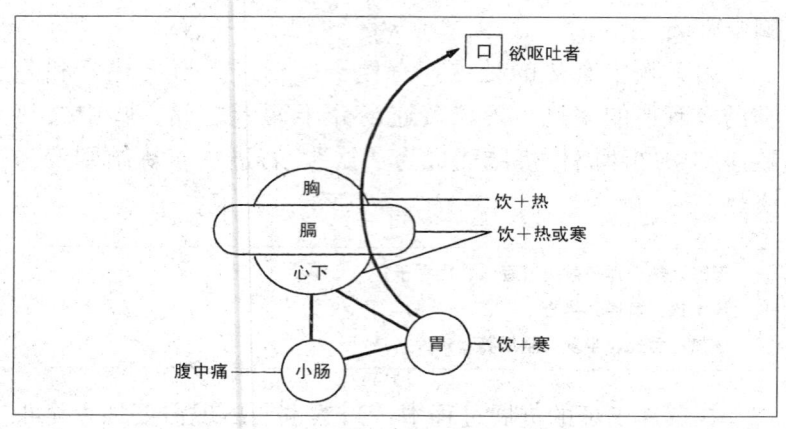

图 68

干姜黄芩黄连人参汤

条文

　　第9条　第359条　伤寒本自寒下，医复吐下之，寒格，更逆吐下。若食入口即吐，干姜黄芩黄连人参汤主之。

　　干姜黄芩黄连人参汤方　干姜　黄芩　黄连　人参各三两

　　上四味，以水六升，煮取二升，去滓，分温再服。

参考处方

　　甘草干姜汤：甘草四两炙　干姜二两

　　黄连汤：黄连　干姜各三两　人参二两　其他

　　半夏泻心汤：黄芩　干姜　人参各三两　黄连一两　其他

条文解析

第 359 条　伤寒本自寒下，医复吐下之，寒格，更逆吐下。若食入口即吐，干姜黄芩黄连人参汤主之。

伤寒，对因寒已经出现下利者，医师又行吐下，发展成为寒格。在这种状态下又一次误用吐下，终致饮食入口随即吐出，干姜黄芩黄连人参汤主之。

广义的伤寒，由于寒邪直接侵入胃、小肠而出现下利。医者没有认识到该证是寒邪引起的下利，误认为可能是食物中毒而行催吐及泻下，以上误治最终导致"寒格"。寒邪依然存在于胃、小肠，在胸、膈、心下反而出现了蕴热。对此又一次误用吐下，反复误治使寒格状态愈加严重。食物入口的瞬间胃便不得受纳，上逆而出现"呕吐"。

寒格

与寒格使用同一"格"字的"格阳证"属于阴阳在表里分离的状态。"寒格"本指对寒邪所致的下利误行吐下而产生的病证。"格"据《大汉和辞典》有格子、栅栏等意，引申为"隔开"、"切断"。在寒邪侵入之前阳气相对充实，感受寒邪后病深入里，为了驱逐寒邪，阳气得到一定程度的鼓舞。对此却错误地用了吐法，使原本准备迎接邪正斗争的阳气向上上冲，造成胸、膈、心下蕴热。接着又再次误用下法，使胃—小肠的阳气丧失，寒邪愈加强盛。胸、膈、心下和胃之间似有栅栏阻拦，寒热格拒互不相受，形成分裂之势。即便进食入口，也因胃气上逆，随即出现呕吐无法接受食物。（图 69）

总之，正气较为充实之人，因寒邪突然侵入而引发本证。若为阳气不足之人，寒邪只是侵袭入里便极有可能发展为四逆汤证,如果再加上反复误用吐下,很可能出现四逆汤证或引起死亡。此为干姜黄芩黄连人参汤证的特征所在。

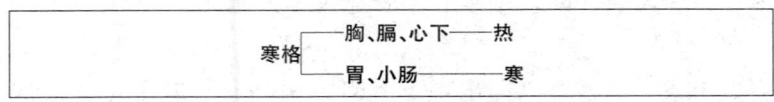

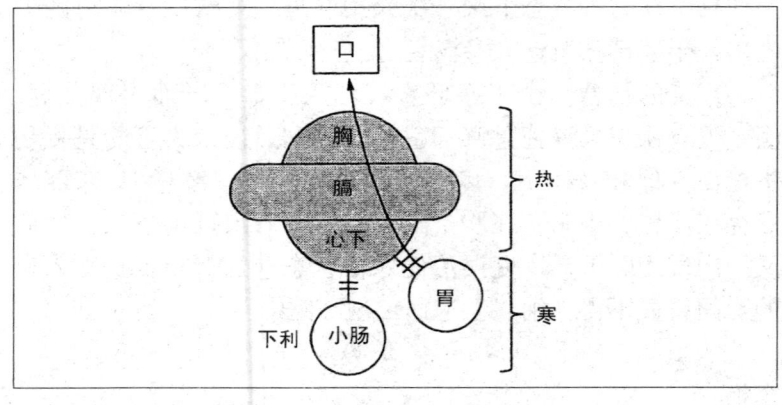

图 69

寒格的"格"据《大汉和辞典》

①树木伸长的样子;②支柱;③拉车的横木;④隔阂;⑤垣;⑥错综复杂;⑦支撑;⑧违背;⑨不入、不容;⑩当、中、相当;⑪纠正,追问;⑫管制;⑬线框;⑭悬吊物品的用具;⑮谨,敬;⑯谋求;⑰目标;⑱法;⑲地位身分,品味等;⑳法式,标准;㉑战斗;㉒调查;㉓杀;㉔重叠㉕搁下,放下;㉖至;㉗来;㉘通过;㉙极其;㉚登上;㉛引起;㉜鸟的叫声。

处方解析

黄芩、黄连清胸、膈、心下之热;干姜驱逐胃、小肠的寒邪；人参守护胃气恢复正气。

旋覆代赭汤

条文

第161条 伤寒发汗，若吐，若下，解后，心下痞鞕，噫气不除者，旋覆代赭汤主之。

旋覆代赭汤方 旋覆花三两 人参二两 生姜五两 代赭一两 甘草三两炙 半夏半升洗 大枣十二枚擘

上七味，以水一斗，煮取六升，去滓，再煎取三升。温服一升，日三服。

条文解析

第161条 伤寒发汗，若吐，若下，解后，心下痞鞕，噫气不除者，旋覆代赭汤主之。

伤寒病的治疗方法，随着疾病所在时期或邪所在部位的不同而各不相同。对表邪用发汗法（麻黄汤等），对膈的寒邪用吐法（瓜蒂散），对阳明腑实证用下法（承气汤等）。当正气原本略虚或在邪正斗争过程中正气严重消耗时，这些治疗方法虽可祛邪，却愈发消耗胃气，出现虚象。胃气不足致胃饮内生，胃的守胃作用衰弱，饮泛滥至心下，心下有饮则"心下痞硬"。胃气不足，胃饮导致守胃作用失调，胃气上逆，呃逆不止则"噫气不除"。最终，饮基本向心下上逆，因胃虚无法向外供给的胃气残留胃中成为浊气，这些浊气不得下降至小肠而以打嗝的形式上逆，其呃逆的程度较第157条"……干噫食臭……生姜泻心汤主之。"更为严重。

处方解析

旋覆花为祛除心下结饮的主药，并得半夏、生姜相助；代赭石重镇胃气上逆；人参、甘草、大枣补胃、守胃。旋覆代赭汤的组方构成接近生姜泻心汤（生姜四两切　甘草三两炙　人参三两　干姜一两　黄芩三两　半夏半升洗　黄连一两　大枣十二枚擘），即生姜泻心汤去干姜、黄连、黄芩加旋覆花、代赭石。

厚朴生姜半夏甘草人参汤

条文

第66条　发汗后，腹胀满者，厚朴生姜半夏甘草人参汤主之。

厚朴生姜半夏甘草人参汤方　厚朴半斤炙去皮　生姜半斤切　半夏半斤洗　甘草二两　人参一两

上五味，以水一斗，煮取三升，去滓温服一升，日三服。

条文解析

第66条　发汗后，腹胀满者，厚朴生姜半夏甘草人参汤主之。

发汗消耗胃气，胃气变虚。胃气虚则胃中饮生。且胃气不能养小肠，小肠之气亦虚，小肠→大肠的传导失调，腹部呈现虚满。

处方解析

以大量（半斤）的半夏和生姜祛除胃中之饮；用人参、甘草助胃气、守胃。若胃气充实，小肠虚满就可逐步解除。厚朴可迅速缓解胀满症状。

茯苓饮

条文

《金匮·痰饮咳嗽病脉证并治第十二》

第32条 《外台》茯苓饮 治心胸中有停痰宿水，自吐出水后，心胸间虚，气满不能食，消痰气，令能食。

茯苓饮方 茯苓 人参 白术各三两 枳实二两 橘皮二两半 生姜四两

上六味，水六升，煮取一升八合，分温三服，如人行八九里进之。

条文解析

《金匮·痰饮咳嗽病脉证并治第十二》

第32条 《外台》茯苓饮 治心胸中有停痰宿水，自吐出水后，心胸间虚，气满不能食，消痰气，令能食。

《外台》茯苓饮用于治疗心下、胸中的停痰、宿水。自行吐出水的话，心下、胸中的停痰、宿水可暂时被祛除。心下、胸中充满痰气则不能食，痰气消则能食。

心下、胸中停饮（近似水湿），自发吐出停饮后即感轻松，饮大量潴留时就无法摄取食物，消除停饮才能够正常进食。

痰：古代的痰同"淡"，是指饮（近似水湿）而言，其含义不同于现在所说的痰。

处方解析

人参守护胃气，其他五味药物均可祛除胸中及心下之饮。此外橘皮、生姜、茯苓、白术这四味药可助胃气、鼓舞胃气。

胸：茯苓　枳实　橘皮

心下：白术　枳实　橘皮　生姜

白虎汤类方

条文

第170条　伤寒脉浮，发热，无汗，其表不解，不可与白虎汤。渴欲饮水，无表证者，白虎加人参汤主之。

第176条　伤寒脉浮滑，此以表有热，里有寒，白虎汤主之。

白虎汤方　知母六两　石膏一斤碎　甘草二两炙　粳米六合

上四味，以水一斗，煮米熟，汤成去滓，温服一升，日三服。

（臣亿等谨按前篇云热结在里，表里俱热者，白虎汤主之。又云其表不解，不可与白虎汤。此云脉浮滑，表有热，里有寒者，必表里字差矣。又阳明一证云脉浮迟，表热里寒，四逆汤主之。又少阴一证云，里寒外热，通脉四逆汤主之。以此表里自差明矣，千金翼方云白通汤非也。）

（清·陈世杰本《金匮玉函经》中，本条的白虎汤为白通汤。）

第219条　三阳合病，腹满，身重，难以转侧，口不仁，面垢，又作枯。一云向经谵语，遗尿。发汗，则谵语。下之，则额上生汗，手足逆冷。若自汗出者，白虎汤主之。

第350条　伤寒脉滑而厥者，里有热，白虎汤主之。

辨发汗吐下后病脉证并治第二十二

第255条　谵语遗尿，发汗则谵语，下之则额上生汗，若手足逆冷，自汗出者，属白虎汤。

第26条　服桂枝汤，大汗出后，大烦渴不解，脉洪大者，白虎加人参汤主之。

白虎加人参汤方　知母六两　石膏一斤碎绵裹　甘草炙二两　粳米六合　人参三两

上五味，以水一斗，煮米熟，汤成去滓，温服一升，日三服。

第168条　伤寒若吐若下后，七八日不解，热结在里，表里俱热，时时恶风，大渴，舌上干燥而烦，欲饮水数升者，白虎加人参汤主之。此方，立夏后立秋前，乃可服。立秋后，不可服。正月二月三月尚凛冷，亦不可与服之。与之则呕利而腹痛，诸亡血虚家，亦不可与，得之则腹痛利者，但可温之，当愈。

第169条　伤寒无大热，口燥渴，心烦，背微恶寒者，白虎加人参汤主之。

第170条　伤寒脉浮，发热，无汗，其表不解，不可与白虎汤。渴欲饮水，无表证者，白虎加人参汤主之。

第222条　若渴欲饮水，口干舌燥者，白虎加人参汤主之。

辨发汗后病脉证并治第十七

第91条　服桂枝汤，大汗出后，大烦渴不解，脉洪大者，属白虎加人参汤。

（同伤寒论第26条。）

辨发汗后病脉证并治第二十二

第252条　伤寒若吐下后，七八日不解，热结在里，表里俱热，时时恶风，大渴，舌上干燥而烦，欲饮水数升者，属白虎加人参汤。

（同《伤寒论》第168条。）

《金匮·痉湿暍病脉证第二》

第27条　太阳中热者，暍是也，汗出恶寒，身热而渴，白虎加人参汤主之。

《金匮·消渴小便利淋病脉证并治第十三》

第12条　渴欲饮水，口干舌燥者，白虎加人参汤主之。

（同伤寒论第222条。）

白虎汤类方总论

白虎汤证与白虎加人参汤证皆为胃中有无形之热，与承气汤证不同，并不存在有形的燥屎或病理产物。胃中有热故可见胃热本身的症状和气在相关部位出现过剩（热）的症状，后者是由于胃热引起胃的守胃机能失调，胃气不得内守，向上（心下、膈、胸→肺→心包）或向外（心下→肌）过度出行所致。胃气过度向上、向外出行，向下的供给（胃→肾）反而减少，胃气无法养肾。且因胃热烧灼胃津，表现出胃津不足的症状。白虎加人参汤证与白虎汤证相比，胃津不足更为严重。

白虎汤及白虎加人参汤的症候

	白虎汤证	白虎加人参汤证
脉	浮滑，滑	洪大，浮
体表外壳	表有热 厥 自汗出 身重难以转侧	表热，无大热 时时恶风，背部微恶寒者，恶寒 汗出身热
口、舌	口不仁	大烦渴，大渴，口燥渴 渴欲饮水，渴 欲饮水数升者 舌上干燥，口干舌燥
面	面垢	
胸、心包	谵语	烦，心烦
里（胃）	里有寒，里有热	热结在里，里热
肾、膀胱	遗尿	
腹（小肠）	腹满	

（1）胃热及胃津不足的症状

胃热引起的症状，在白虎汤证中为"口不仁"（口不知味）。另一方面，在白虎加人参汤证中，由于胃热及胃津不足，引起口舌的干燥症状，如"大烦渴"、"大渴"、"口燥渴"、"渴欲饮水"、"渴"、"欲饮水数升者"及"舌上干燥"、"口干舌燥"等。胃热在白虎汤证用"里有热"，在白虎加人参汤证用"热结在里"、"表里俱热"来表明。胃热的程度以白虎汤证为重，白虎汤证表现为"谵语"，白虎加人参汤证表现为"心烦"。相反，胃津不足的程度以白虎加人参汤证为重。

（2）守胃机能失调引发的症状

①胃气过度向上。

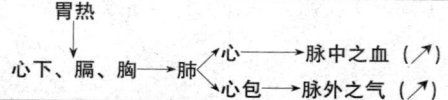

在胸或心包，因胃气过剩而生热，白虎汤证出现"谵语"，白虎加人参汤证出现"烦"、"心烦"、"脉洪大"。

脉外之气过剩，接受脉外之气供给的肉部蕴热，白虎汤证因热而"身重难以转侧"，白虎加人参汤证表现为"身热"。

②胃气通过直达路过度向头面部上冲。

$$胃热 \longrightarrow 直达路 \longrightarrow 头面部$$

胃气经直达路向头面部过度上升，颜面蒙垢如同烟熏状，呈现"面垢"。

③胃气过度向外运行。

$$胃热 \longrightarrow 心下 \longrightarrow 肌（↗）$$

胃气过度行于体外肌部，白虎汤证称为"表有热"，白虎加人参汤证称为"表（里俱）热"。

④胃气向下（肾）的供给不足。

胃热致使胃气过度向上、向外出行，向下供给减少，肾无法得到胃气滋养。

$$胃 \not\longrightarrow 肾 \begin{cases} 肾开合（↙）\\ 后通卫气（↙）\end{cases}$$

在白虎汤证中，肾气反而不足，称为"里（肾）有寒"，肾的开合作用失调，引起"遗尿"。在白虎加人参汤证中，肾气不足导致后通卫气减少,产生"时时恶风"、"背微恶寒者"、"恶寒"。

⑤热厥。

胃热致使应该内守的胃气不得内守,过度向外上方运行而在相应部位生成内热。胃热又使胸、膈、心下的升降出入不利,反而出现"厥"。心下、胸升降不利,胃气不得与脉外之气相承接,同时由于膈出入不利,胃气不得经膈外出,前通、后通卫气减少而造成"四肢厥冷"。(图70)

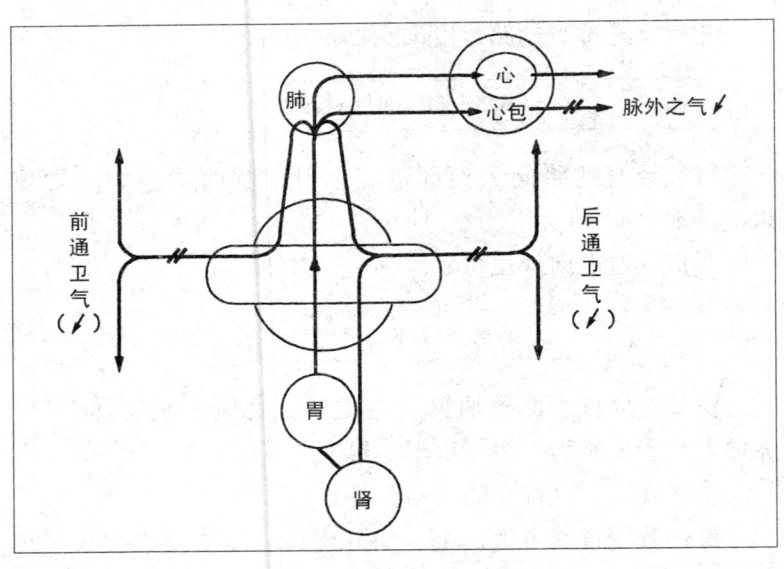

图 70

⑥腹满。

胃热波及小肠,小肠蕴热,小肠的传导作用失调,呈现"腹满"。

⑦汗出。

《伤寒论》第219条"若汗出者,白虎汤主之。"及《金匮要略·痓湿暍病第二》第27条"……汗出恶寒……白虎加人参汤主之。"所见的汗出，是由于胃气过度向上、向外，腠理开而不闭，脉外之气、肌气外泄所致。正因为如此，白虎汤证、白虎加人参汤证基本不会出现郁热。

⑧脉浮、滑、洪大。

"脉浮"说明胃热致使胃气过度供给体表外壳；"脉滑"反映有热；"脉洪大"提示心包、脉外之气过剩及胃津不足。如《素问·玉机真藏论》所述"洪脉为来盛去衰"，脉乍按时似乎很盛大，实如"去衰"所示，脉随即便从指下消失。洪脉反映了一定程度的虚象，不同于按之有力的实脉。

⑨无大热。

第169条"伤寒无大热，口燥渴，心烦，背微恶寒者，白虎加人参汤主之。"记述了因胃热及胃津不足，不得内守的胃气，主要向上运行，体外肌部没有出现蕴热故"无大热"。向上的胃热，造成胸中生热而呈现"心烦"。胃热几乎都消耗在上方的胸部，因而很少向脉外输布，肉中之热也不会亢盛。

白虎汤

第170条 伤寒脉浮，发热，无汗，其表不解，不可与白虎汤。渴欲饮水，无表证者，白虎加人参汤主之。

见白虎加人参汤处解析。

第176条 伤寒脉浮滑，此以表有热，里有寒，白虎汤主之。

如总论所述，"脉浮滑"反映了表热。胃热致使胃气过度向上、向外，向下向肾的供给减少，反而出现肾气不足"里（肾）有寒"。白虎加人参汤证的"时时恶寒"、"背微恶寒"、"恶寒"等也是由于肾气不足，后通卫气减少所致。

另外，在《金匮玉函经》中没有记载为白虎汤而是记载为白通汤，白通汤证的脉象绝对不会表现为浮滑，白通汤的记载显然有误。

第219条　三阳合病，腹满，身重，难以转侧，口不仁，面垢，谵语，遗尿。发汗，则谵语。下之，则额上生汗，手足逆冷。若自汗出者，白虎汤主之。

三阳合病，腹满，身重，难以翻身，难辨滋味，面如烟熏，谵语，遗尿（不自觉地排尿），自汗出者，白虎汤主之。对本病证，误用发汗则谵语加剧。再行误下则额头出冷汗，手足逆冷。

虽为三阳合病，实以阳明胃热为主，没有涉及太阳、少阳的具体相关症状而全是阳明胃热所引发的症状。胃热故感觉不到味道"口不仁"；胃气不得内守，冲向上方，胸、心包生热则"谵语"；肉部蕴热则"身重"；脉外之气外泄则"自汗出"；经直达路冲向面部则"面垢"，因有热故面部蒙垢如烟熏般；胃热传至小肠，小肠蕴热则"腹满"。胃气主要在上方出现过剩，胃气无以养肾，肾的开合作用失调则"遗尿"。另一学说认为胃热传至膀胱，膀胱有热故遗尿。两种学说均可成立，由白虎汤证的"里有寒"，白虎加人参汤证的"恶风"、"恶寒"等可知，遗尿是由于肾气不足所致。

第350条　伤寒脉滑而厥者，里有热，白虎汤主之。

已在总论中陈述，在此省略说明。

辨发汗吐下后病脉证并治第二十二
第255条　谵语遗尿，发汗则谵语，下之则额上生汗，若手足逆冷，自汗出者，属白虎汤。

（同第219条，"若"字置于"自汗出者"前）。

与《伤寒论》第219条基本相同，省略说明。

处方解析

白虎汤方　知母六两　石膏一斤碎　甘草二两炙　粳米六合

上四味，以水一斗，煮米熟，汤成去滓，温服一升，日三服。

知母、石膏清胃热的同时使胃气向下、向内运行，以扭转胃气过度偏于向上、向外；知母不仅可清热还可润胃，使胃气与肾相接续；甘草、粳米守胃，补益胃的气津。

白虎加人参汤

第26条　服桂枝汤，大汗出后，大烦渴不解，脉洪大者，白虎加人参汤主之。

第25条"服桂枝汤，大汗出，脉洪大者，与桂枝汤，如前法。"是指服用桂枝汤后，胃气不能朝向肌的方向运行，虽与脉外之气接续而"大汗出"，却不能解除肌部风邪。此时再一次投与桂枝汤，欲使胃气向肌的方向运行。第26条服用桂枝汤后，脉外之气大量丧失，胃津也因此丧失，肌部风邪乘一时性胃虚，化热内陷于胃。在胃津不足的基础上，胃中存在化热之邪（热邪），因而出现"大烦渴"。且胃热及胃津不足，胃的守胃机能失调，胃气在上方出现过剩，故呈现"脉洪大"（关于"脉洪大"可参见前述）。为此用白虎加人参汤清胃热，补胃津。

第168条　伤寒若吐若下后，七八日不解，热结在里，表里俱热，时时恶风，大渴，舌上干燥而烦，欲饮水数升者，白虎加人参汤主之。

对伤寒施以吐法或下法，七八日无法治愈者，是由于热结在里（胃）。肌表与里（胃）皆有热，故时时恶风，大渴，舌上干燥，心烦，欲饮水数升（约现代的1000ml）者，白虎加人参汤主之。

对伤寒误实施吐、下，经过七八日仍无法治愈者，是因误治使表邪化热内陷于胃。胃热故胃气不得内守，外迫肌表，表里俱热。胃气过度向上供给，胸有热而生"烦"。胃热导致胃津受损，因而"大渴"、"欲饮水数升"、"舌上干燥"。胃气向上、向外过度出行，下方的肾不得涵养，肾气反而略有不足，后通卫气也出现不足则"时时恶风"。

第169条　伤寒无大热，口燥渴，心烦，背微恶寒者，白虎加人参汤主之。

伤寒，邪化热内陷于胃，胃热则胃津受损出现"口燥渴"。胃热，不得内守的胃气并未行于肌表故"无大热"；胃气向上，胸中生热则"心烦"。胸中之热使胃气消耗殆尽，胃气无法与脉外接续，肉部没有出现热盛。胃气过度行于上方，下方的肾不得涵养，肾的气化作用衰弱，后通卫气减少，故"背微恶寒"。

第170条　伤寒脉浮，发热，无汗，其表不解，不可与白虎汤。渴欲饮水，无表证者，白虎加人参汤主之。

伤寒脉浮，发热，无汗者为表证依然存在，不可投与白虎汤类方。不存在无汗或恶寒等表证，而出现脉浮，发热，渴欲饮水者，白虎加人参汤主之。
如对太阳病麻黄汤证（脉浮，发热，无汗，表不解）等，不可投与白虎汤类方。表证已不存在，因胃热、胃津不足所致发热、脉浮、渴欲饮水者，以白虎加人参汤清胃热，补胃津来治疗。

第222条　若渴欲饮水，口干舌燥者，白虎加人参汤主之。

口渴欲饮水，口舌干燥者，为胃热、胃津不足所致，白虎加人参汤主之。

《金匮·痉湿暍病脉证第二》
第27条　太阳中热者，暍是也，汗出恶寒，身热而渴，白虎加人参汤主之。

太阳中热者，为暍病。汗出而恶寒，身热、口渴者，白虎加人参汤主之。

盛夏天气炎热，中暑而发为太阳病，即暍病（中暑）。炎热使肌表蕴热出现"身热"，炎热波及里（胃），胃中有热，胃津随之受损则生"渴"。肌表之热致使腠理开泄而"汗出"。胃热使胃气不得内守而外行肌表，下方的肾不得涵养，后通卫气减少故出现"恶寒"。

处方解析

　　白虎加人参汤方　知母六两　石膏一斤碎绵裹　甘草炙二两　粳米六合　人参三两

　　上五味，以水一斗，煮米熟，汤成去滓，温服一升，日三服。

　　白虎加人参汤，为白虎汤中加入人参三两，与白虎汤相比加强了守胃、生津的力量。

白虎加桂枝汤

条文

　　《金匮·疟病脉证并治第四》

　　第4条　温疟者，其脉如平，身无寒但热，骨节疼烦，时呕，白虎加桂枝汤主之。

　　白虎加桂枝汤方　知母六两　甘草二两炙　石膏一斤　粳米二合　桂去皮三两

　　上锉，每五钱，水一盏半，煎至八分，去滓，温服。汗出愈。

条文解析

　　《金匮·疟病脉证并治第四》

第4条　温疟者，其脉如平，身无寒但热，骨节疼烦，时呕，白虎加桂枝汤主之。

温疟者，其脉并无特殊异常，无恶寒但身热，骨节疼烦，时时呕者白虎加桂枝汤主之。

邪在胃中及膈（下膈），胃热故胃的守胃功能失调，胃气多行于肌部。疟邪存在于下膈，膈的开闭异常且倾向于开放。因此肌热亢盛而出现"身无寒但热"；肌热波及骨节致使骨节之络不通，出现"骨节疼烦"。胃中有热，胃气时有上逆而"呕"。由于胃不内守，胃气基本向肌的方向运行，没有上升并在心或心包出现气的过剩，故不会出现数脉。此外，疟邪所反映的脉象为弦脉，但实际呈现了胃热的脉象（很可能是滑脉），故称为"其脉如平"。

处方解析

白虎汤清胃热，桂枝外泄下膈存在的疟邪。

作者介绍

江部洋一郎(えべ よういちろう)

    1948 年出生

    1972 年毕业于京都大学医学部

    现任京都高雄医院院长(京都市右京区梅ケ畑畑町 3)

和泉正一郎(いずみ しょういちろう)

    1941 年出生

    1964 年毕业于京都药科大学

    现任京都高雄医院理事